Anita Petek-Dimmer

Rund ums Impfen

Nachschlagewerk über Impfungen

Hinweise zur Vorbeugung und Behandlung der damit verbundenen Erkrankungen

Mit Ratschlägen über die Gesundheits- und Krankheitspflege mit natürlichen Anwendungen von **Julia Emmenegger**

Vierte erweiterte und aktualisierte Auflage

AEGIS

Die Informationen, die in diesem Buch vermittelt werden, sollen eine persönliche Beratung nicht ersetzen. Das Buch bezweckt, die Leser zur Gesundheitsvorsorge und Selbsthilfe bei alltäglichen Beschwerden aufzumuntern und die Eigenverantwortung wahrzunehmen. Die Autorinnen und der Verlag sind nicht für irgendwelche medizinischen Forderungen verantwortlich, die sich auf das präsentierte Material beziehen.

1. Auflage 2000
2. Auflage 2002
3. Auflage 2003
4. Auflage 2004

ISBN 3-905353-58-X

Udelbodenstrasse 43, CH-6014 Littau, Schweiz
Tel. (+41) 041 250 2475 Fax (+41) 041 250 2363
www.aegis.ch E-Mail: info@aegis.ch

Printed in Switzerland

Wenn du
etwas weitersagen willst,
so siebe es zuvor durch drei Siebe:
Das erste
lässt nur das Wahre hindurch,
das zweite
lässt nur das Gute hindurch,
das dritte
lässt nur das Notwendige hindurch.
Was durch alle drei Siebe hindurchging,
das magst du weitersagen.

Sokrates

Inhaltsverzeichnis

Vorwort zur vierten Auflage

Dr. med. Gerhard Buchwald

Als sich 1997 in der Schweiz ein kleiner Verein gründete, war dies zunächst nur eine Art Zelle. Er gab sich den Namen „AEGIS". In der griechischen Mythologie trug der Schild des Göttervaters Zeus, den er schirmend als Schutz benutzte, diesen Namen. Meines Erachtens ein gut gewähltes Symbol, zumal die Anfangsbuchstaben auch das Ziel des neuen Vereins symbolisieren: „Aktives Eigenes Gesundes ImmunSystem" oder „Alle Eltern für Gesundheit, Impffreiheit und Selbstbestimmung".

Durch die Tatkraft und die Energie der Familie Petek entwickelte sich aus diesen kleinen Anfängen eine beachtenswerte Organisation, die bemerkenswerte Fortschritte aufzuweisen hatte. So erschien am 15. Januar 2000 die Nr. 1 des 1. Jahrganges eines kleinen Heftchens. Es hiess „AEGIS IMPULS", im Untertitel: „Ein Forum für Impfproblematik und neue Wege in Gesundheit, Medizin und Gesellschaft". Inzwischen ist daraus eine viel- und gern gelesene Vierteljahres-Schrift geworden, in dessen Inhalt die Entwicklung nicht nur ganz allgemein auf den oben genannten Gebieten zu finden ist, sondern der auch die Entwicklung des Vereines wiederspiegelt. Letzterer ist gewachsen und konnte seine Aktivitäten räumlich ausdehnen. In der Hauptsache ist dies Frau Anita Petek zu verdanken. Ihre klugen, didaktisch gut aufgebauten Vorträge zeugen von einem beträchtlichen Wissensstand, so dass sie auch keine Diskussionen mit zornbebenden Kinderärzten zu scheuen braucht (die sich sowieso am Ende eines Vortrages meist leise aus dem Staub machen. Was sie hörten war ihnen von ihren Standesorganisationen vorenthalten worden und vielfach machte ein solcher Vortrag auch Kinderärzte nachdenklich). Wegen ihrer kenntnisreichen Vorträge in der Schweiz wurde Frau Petek zu Vortragsveranstaltungen nach Österreich eingeladen. Daraufhin gründete sich auch AEGIS Österreich. Die Resonanz auf diese Vorträge in Verbindung mit der Zeitschrift IMPULS führte zu weiteren Vortragsveranstaltungen im ganzen deutschsprachigen Raum. Vor kurzem wurde AEGIS Luxembourg gegründet. In der Zwischenzeit werden in zahlreichen Städten im ganzen deutschsprachigen Raum vielbesuchte Vorträge von verschiedenen Vortragenden gehalten.

Im zunehmenden Masse rebelliert die Bevölkerung nicht nur gegen die menschliche Impfpraxis. Dafür sprechen die zahlreichen Leserbriefe in fast allen Zeitungen. In der folgenden Zeit wurde eine ebenso heftige Kritik über gravierende Nebenwirkungen der Impfungen bei unseren Tieren unüberhörbar. Hier kann folgende Entwicklung skizziert werden: Seit 1967 war es üblich, jährlich alle Rinder, die den vierten Lebensmonat überschritten hatten, mit einem trivalenten Maul- und Klauenseuchen-Totimpfstoff zu impfen. Jährliche Kosten allein in Deutschland: 40 Millionen DM. In Europa gab es Länder mit dieser Impfpflicht, es gab aber auch Länder, die nicht gegen MKS impften. Beim Vergleich der Jahresstatistiken fiel auf, dass diese Länder wesentlich weniger MKS-Ausbrüche hatten, als die impfenden Länder.

Trotzdem waren damals die Impfbefürworter so weit, dass in ganz Europa die MKS-Impfung zur Pflicht gemacht werden sollte. Dr. Karl Strohmaier aus Tübingen, der über 30 Jahre an der Bundesforschungsanstalt für Viruskrankheiten der Tiere gearbeitet hatte, war die Diskrepanz in der Statistik aufgefal-

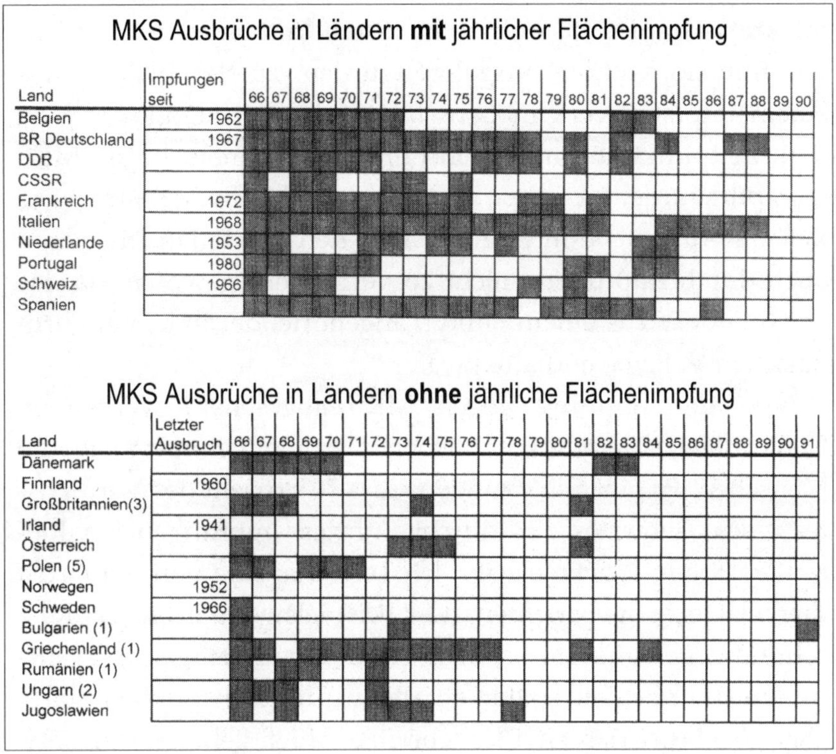

Bild 1
Jahre mit Ausbrüchen der Maul– und Klauenseuche in europäischen Ländern mit und ohne jährlichen obligatorischen Flächenimpfungen der Rinder.
Quelle: Strohmeier, K.: Wie kann Europa frei von Maul– und Klauenseuche werden und bleiben? Vortrag gehalten im März 1989 im Vakzineinstitut Basel.

len. Er richtete damals ein klug abgefasstes Schreiben an die entsprechende Europäische Kommission, die eigentlich die MKS-Impfung europaweit zur Pflicht machen wollte oder sollte und erreichte damit, dass die MKS-Impfungen in Europa verboten wurden. Dieses Verbot besteht bis heute, es hat uns in den vergangenen Jahren vor grösseren MKS-Ausbrüchen bewahrt. Weiter war ihm aufgefallen, dass von 31 Primärausbrüchen mit etwa 100 Folgeausbrüchen nachweislich 20 durch infektiöse Impfstoffe und sechs durch Entkommen des Virus aus Impfstoffwerken ausgelöst wurden, zuletzt 1987/88 aus einem Impfstoffwerk in Grossburgwedel bei Hannover. Von dem Zeitpunkt an, in dem in Europa nicht mehr gegen MKS geimpft wurde, ist unser Kontinent praktisch MKS-frei. Die kleinen Ausbrüche in England und den Niederlanden wären auch durch Impfungen nicht zu verhindern gewesen, da das auslösende Virus einem Subtyp angehörte, der in keiner europäischen Vakzine enthalten war.

Von der Impfung gegen MKS abgesehen, werden in Deutschland Tiere im ähnlichen Umfang geimpft, wie die Menschen. Es gibt Schätzungen, dass 70 Prozent des Verdienstes eines Tierarztes aus durchgeführten Impfungen resultieren. Fast jede Woche erhalte ich Telefonanrufe von empörten Tierbesitzern, die berichten, dass beispielsweise ihr teurer Rassehund gegen eine sehr seltene Hundekrankheit geimpft wurde, und kurze Zeit später gerade an dieser Krankheit starb. Das gleiche berichten Pferdebesitzer, hier geht es um nach Impfungen gestorbene, teuere Zuchtpferde, um Augenkrankheiten, um Lähmungen und um Hörstörungen, um getötete Katzen und immer wieder um Rassehunde.

Wenn es aber die schwierig bemerkbaren Impffolgekrankheiten des Gehirns beim Menschen auch beim Tier gibt, dann erhebt sich die Frage, wie steht es mit den beim Tier nicht erkennbaren Gehirnerkrankungen, die etwa der menschlichen postvakzinalen Enzephalitis oder der blanden postvakzinalen Enzephalopathie entsprechen? Diese Impfschädigungen sind schon bei Kindern kaum oder nur sehr schwer zu erkennen. Wie machen sie sich beim Tier bemerkbar? Ein Tier kann nicht sprechen und kann kaum anzeigen, dass es sich elend fühlt.

Von Tierbesitzern wurde mir über merkwürdiges, nicht tiergerechtes Verhalten ihrer Lieblinge nach einer Impfung berichtet. Häufig fiel der Ausdruck „verhaltensgestörtes Tier", bzw. „verhaltensgestörter Hund" oder „verhaltensgestörte Katze".

Ich kann mich nicht erinnern, dass es in meiner Kindheit oder in meiner Jugendzeit „verhaltensgestörte Hunde" gab. Es gab „bissige Köter", aber das war normales Wachhunde Verhalten. Damals war ein Hund wirklich „der beste Freund des Menschen" - heute stehen die Besitzer oft fassungslos vor ihrem Tier, das plötzlich anders reagiert, wie sie es von ihm (oder von ihren früheren Hunden) gewohnt waren. Ein früher schnurrendes, verspieltes Katzentier, das plötzlich grundlos zubeisst. Hier sollte man sofort fragen: Gegen was wurde das Tier geimpft und wann war die letzte Impfung.

Im zunehmenden Masse werden auch von Tierfreunden Organisationen gegründet, die den menschlichen AEGIS-Verbänden entsprechen. Wir sollten Verbindung zu diesen Verbänden suchen, ihnen bei der Überwindung der Anfangs-Schwierigkeiten helfen und gemeinsame Aktivitäten koordinieren in der Hoffnung, dass es unseren Politikern eines Tages doch klar wird, wie falsch ihr Glaube an die „schützende Wirkung" der Impfungen war und die meinen, sie könnten sich „einer generellen Ablehnung der Schutzimpfungen nicht anschliessen". Zusammen mit den Tierfreunden sollten wir in unseren Bestrebungen nicht nachlassen, zu fordern, dass eines Tages Mensch und Tier von dieser Geissel befreit werden.

Zur vierten Auflage herzliche Glückwünsche
Dr. med. Gerhard Buchwald

Vorwort zur dritten und zweiten Auflage

Dr.-Ing. Joachim-F. Grätz

Je tiefer und länger man sich mit der Thematik des Impfens auseinandersetzt, desto mehr wird man gewahr, daß Impfungen sehr viel mit unserer Volksgesundheit - oder besser gesagt mit unserer Volks*un*gesundheit - zu tun haben. Überall, wo man hinschaut, gibt es Probleme. Diese beginnen bereits im frühen Kleinkindalter, ja sogar schon im Säuglingsalter, wie ständige Infektneigung mit Mittelohrentzündungen, lang anhaltendem, oft sogar spastischem Husten bis hin zu chronischer Bronchitis, Mandelentzündungen und adenoiden Vegetationen - landläufig als Polypen bekannt - , Allergien jeglicher Couleur bis hin zu frühkindlichem Asthma, Legasthenie und Aggressivität, Konzentrationsstörungen in der Schule, dem neuen Syndrom des ADS (Aufmerksamkeitsdefizitsyndrom), welches sich bei genauer Analyse eher als „alter Wein in neuen Schläuchen" entpuppt, ja sogar Entwicklungsstörungen und geistig und/oder motorischen Behinderungen, um nur einige zu nennen. Vor ein paar Jahrzehnten sah das alles noch ganz anders aus! Doch die Impfspirale schraubt sich ständig zu neueren, Schwindel erregenden Höhen hinauf. Bezüglich dieser erdrückenden Zusammenhänge könnte man die Pharma samt Ärzteschaft sowie viele uninformierte bzw. desinformierte junge Eltern heutzutage mit dem bekannten Bibelspruch „denn sie wissen nicht was sie tun" umschreiben.

Um einen Schritt Richtung weltweiter Gesundung zu tun, brauchen wir - im Sinne von Professor Hackethal - sog.

GIMPs, das sind *g*ut *i*nformierte *m*ündige *P*atienten und Eltern! Eltern, die ihren gesunden Menschenverstand gebrauchen und sich selbst und eigenverantwortlich um ihre eigene Gesundheit sowie die ihrer Kinder bemühen und kein blindes Vertrauen in irgendwelche „Kapazitäten" haben. Mündige Eltern, die mitdenken und Verantwortung übernehmen, die sich demzufolge auch um die schwierige Thematik des Impfens aktiv kümmern. Denn nur so kann man richtige Entscheidungen treffen. Und dieses Kümmern setzt zunächst einmal das Sammeln von Informationen und gutes Beobachten voraus.

Das vorliegende Buch *"Rund ums's Impfen"* ist so ein Werk, welches behutsam, sachlich, kompetent und allgemeinverständlich - ohne Polemik - in diese schwierige Thematik einführt und aufklärt. Es wurde im wesentlichen von einer jungen, sehr engagierten Mutter, Frau Anita Petek-Dimmer, geschrieben und basiert auf einem intensiven Literaturstudium sowie auf viel persönlicher Erfahrung samt nahezu unzähligen, selbst gehaltenen Vorträgen vor jungen Eltern und interessierten Laien - aber auch vor der Belegschaft ganzer Kliniken - im In- und Ausland.

Frau Petek-Dimmer ist für ihre gute und wertvolle Arbeit in der Schweiz sehr bekannt geworden, aber auch über die Landesgrenzen hinaus. Sie ist bislang mehrmals von Rundfunksendern sowie Fernsehen zu live-Diskussionen eingeladen worden, was für die Qualität ihrer Arbeit spricht. Interessant ist in diesem Zusammenhang, daß fast alle medizinischen „Größen" der impfbefürwortenden Seite ihre Diskussionstermine unter fadenscheinigen Begründungen spontan absagen und mit einem Mal keine Zeit mehr haben bzw. „verhindert sind“, sobald sie erfahren, daß Frau Petek-Dimmer die impfkritische Seite vertritt, bzw. – auch anders herum – von vorneherein klarstellen, daß sie auf keinen Fall kommen werden, sollte auch Frau Petek-Dimmer von AEGIS eingeladen werden. Dies spricht für ihre enorme fachliche Kompetenz, welche von vielen sehr geschätzt wird; von anderen dagegen – ja sogar von gestandenen Ärzten und Hochschulprofessoren – regelrecht gefürchtet.

Darüber hinaus ist Frau Petek-Dimmer Redakteurin und Herausgeberin des alle drei Monate erscheinenden, sehr informativen Heftchens *„AEGIS-Impuls“*, welches ein Forum für die Impfproblematik und neue Wege in Gesundheit, Medizin und Gesellschaft ist, und von hohem Niveau zeugt. Für jedermann sehr zu empfehlen.

Möge dieses kleine Nachschlagewerk auch weiterhin ein guter Einstieg für junge Eltern sein, die ihren Weg eigenverantwortlich gehen wollen, zum Segen und Wohle der ihnen anvertrauten Kinder, und möge auch in Zukunft die äußerst wertvolle Arbeit von Frau Petek-Dimmer – nicht zuletzt durch diesen übersichtlichen Ratgeber - weitere Früchte tragen.

Dr.-Ing. Joachim-F. Grätz, Klassische Homöopathie,
Oberhausen i. Obb., im März 2002

Vorwort zur ersten Auflage

Liebe Eltern, liebe Interessierte, Die Zeit drängt. Sie müssen sich entscheiden. Kurz nach der Geburt wurden Sie auf den ersten Impftermin aufmerksam gemacht. Die Ereignisse überstürzen sich. Ihr Kind nimmt Sie zeitlich sehr in Anspruch. Sie sind voll beschäftigt und finden kaum Zeit, sich mit neuen Fragen auseinanderzusetzen.

Impfen? „Das muss sein, das tun alle" ist Ihr erster Gedanke. Oder? Haben Sie gleichzeitig ein ungutes Gefühl? Wissen Sie, gegen welche Krankheiten geimpft wird? Kennen Sie diese Krankheitsbilder? Sind Ihnen Impfreaktionen und Impfrisiken bekannt? Nur wer Vor- und Nachteile kennt, kann verantwortbare Entscheidungen treffen. Dies gilt auch für die Impfungen.

Impfen ja oder nein, ist ein wichtiger Entscheid. Lassen Sie sich Zeit dazu. Eine Impfung kann nicht mehr rückgängig gemacht werden. Hingegen kann diese, sollten Sie sich nach reiflicher Überlegung dafür entscheiden, jederzeit nachgeholt werden. Es gibt Fachliteratur zum Thema Impfen. Gehören Sie zu jenen, die weder Zeit noch Lust haben, sich in Fachbücher zu vertiefen? Dann sind Sie in der Mehrzahl. Dieser Umstand hat uns bewogen, eine leicht verständliche Informationsschrift rund um's Impfen zu verfassen. Sie soll Ihnen helfen, in Ruhe Ihre Entscheidungen zu finden. Vielleicht regt Sie diese Schrift an, das Thema Impfen doch noch gründlicher zu studieren und gibt Ihnen den Mut, zur Festigung Ihrer Entscheidung ein Fachbuch zu lesen.

Auf jeden Fall: Lassen Sie sich weder verängstigen noch drängen, weder von Verwandten und Bekannten, noch von Ärzten und Pflegepersonal.

Nochmals: Die Zeit drängt nicht! Sie haben Zeit! Nehmen Sie sich Zeit! Nicht nur im Säuglings- und Kindesalter, sondern auch vom frühen Jugend- bis in das Greisenalter, werden Impfungen angeboten. Überlegen Sie die persönlichen Vor- und Nachteile eines solchen Eingriffs. Die Verantwortung für Ihre Gesundheit und die Auswirkungen Ihrer Entscheidungen tragen Sie alleine. Sie haben es in der Hand. Wir wünschen Ihnen eine meinungsbildende Lektüre.

Im Dezember 1999
Anita Petek-Dimmer
Julia Emmenegger

Danksagung

Das dieses Buch überhaupt erscheinen konnte, verdanken wir vielen „guten Geistern", bei denen wir uns an dieser Stelle gerne bedanken möchten. Der Entschluss, dieses Buch zu schreiben, kam durch die Beratungs- und Vortragstätigkeit. Wir bemerkten die grosse Unsicherheit der Eltern; nicht nur im Bezug auf eine Entscheidung. Wir mussten auch feststellen, dass viele über die Krankheiten nicht Bescheid wussten.

Ihnen allen, die uns zum Schreiben dieses Buches ermuntert haben und uns den letzten Anstoss gaben, ein herzliches Dankeschön. Vielen Dank auch denen, die unser Manuskript gelesen, geduldig korrigiert, und mit vielen guten Hinweisen versehen haben. Dem restlichen Vorstand von AEGIS Schweiz möchten wir für die Hilfe bei der graphischen Gestaltung und für den letzten kreativen Schliff danken.

Unser ganz besonderer Dank aber gilt Herr Dr. med. Gerhard Buchwald für sein Nachwort zu den ersten drei Auflagen sowie für das Vorwort dieser Auflage und die selbstlose Überlassung seiner Vorträge und unzähligen Unterlagen. Animiert und unterstützt durch ihn, haben wir uns gewagt, zaghaft und mit kleinen Schritten in seine Fussstapfen zu steigen. Wir möchten die Arbeit, die er in Deutschland begonnen hat, im ganzen deutschsprachigen Raum fortführen.

Ein Dank der speziellen Art gebührt Dr. J.-F. Grätz. Durch ihn haben wir gelernt, die klassische Homöopathie zu verstehen. Vor allem dank seiner Hilfe konnten viele impfgeschädigte Menschen wieder Hoffnung fassen.

Im September 2004

Zur Handhabung dieses Buches

Es ist nicht unbedingt nötig, dieses Buch von Anfang bis Ende auf einmal zu lesen. Wir raten Ihnen aber, sich zuerst das grundlegende Wissen über das Impfen und die Impfproblematik im *Teil 1* anzueignen. Wenn eine Impfung aktuell ist, oder Sie sich dafür interessieren, finden Sie im *Teil 2, Erkrankungen und die dazugehörigen Impfungen*, weitere Informationen. Die Auflistung der Krankheiten und Impfungen hält sich an die Reihenfolge, in der üblicherweise junge Eltern und ihre Kinder mit den Impfungen in Kontakt kommen. Weniger aktuelle sowie seltene Erkrankungen und Impfungen sind zuletzt erwähnt.

Jede in diesem Buch behandelte Erkrankung enthält jeweils folgende Untertitel:

Krankheitsbild
Erreger und Bedingungen
Inkubationszeit
Behandlung
Erkrankungshäufigkeit
Risiken, Komplikationen und Folgeschäden
Immunität nach Erkrankung
Besonderes
Hinweis (Nicht bei jeder Erkrankung)

Jede in diesem Buch beschriebene Impfung enthält jeweils folgende Untertitel:

Impfstoff und Zusatzstoffe
Schulmedizinische Impfempfehlung
Impfreaktionen, Impfkomplikationen und Folgeschäden
Immunität
Besonderes

Hinweis (Nicht bei jeder Erkrankung)

Dadurch ist *Rund um's Impfen* ein übersichtliches Nachschlagewerk, nicht nur im Bezug auf die einzelnen Impfungen, sondern es ermöglicht auch ein schnelles Auffinden von Angaben zur Vorbeugung und Behandlung der aufgeführten Erkrankungen.

Statistiken zum Thema Impfen sind leider in der Schweiz teilweise nicht vorhanden oder nur sehr lückenhaft. Wenn es sich um Angaben aus der Schweiz handelt, stammen diese vom BAG (Bundesamt für Gesundheit) oder Bundesamt für Statistik. In Deutschland sind die entsprechenden statistischen Daten zum Teil bis weit in das 19. Jahrhundert dokumentiert. Es besteht seit 1962 für gewisse Erkrankungen und allfällige Todesfolgen eine Meldepflicht (Seuchengesetz, heute IfSG). Statistische Zahlen für Deutschland sind entweder dem Statistischen Bundesamt in Bonn oder dem RKI (Robert-Koch-Institut) aus deren Publikationen entnommen. Für Österreich gibt es ebenfalls für einige Infektions-, und Kinderkrankheiten seit etlichen Jahren eine Meldepflicht. Statistische Zahlen für Österreich sind den offiziellen Publikationen der dortigen Sanitätsbehörden entnommen. Da seit der Nachkriegszeit die Verhältnisse in allen westeuropäischen Staaten ähnlich sind, decken sich die Erkrankungs- und Todesfallzahlen für die verschiedenen Krankheiten annähernd.

Es würde den Rahmen dieses Buches sprengen, auf alle möglichen pflegerischen Massnahmen hinzuweisen und die Anwendungen genau zu beschreiben. Allgemein gültige Verhaltensregeln sind im *Kapitel 3.8* festgehalten. Für jene, die sich mit einer natürlichen Lebens- und Heilweise ernsthaft auseinandersetzen wollen, verweisen wir unter anderem auf das

Buch *Förderung der Eigenheilkräfte, Gesundheits- und Krankenpflege mit natürlichen Anwendungen für gross und klein (siehe Literaturangaben im Anhang)*. Dieses Nachschlagewerk zeigt auf, was zur Gesunderhaltung und Heilung durch eigenes Verhalten mit einfachen Massnahmen getan werden kann.

Mit dem Hinweis, einen erfahrenen, klassisch arbeitenden Homöopathen zu konsultieren, wird ein entsprechend ausgebildeter Arzt oder Naturarzt/Heilpraktiker verstanden.

Die beschriebenen Impfreaktionen und Folgeschäden beruhen zu einem kleinen Teil auf Beobachtungen und auf Erfahrungen. Der grösste Teil ist aber der impfbefürwortenden Literatur entnommen, wie z. B. den Büchern *Impfreaktionen* von Quast, Thilo, Fescharek, Hippokrates Verlag Stuttgart, 1993, und *Impfkompendium* von Spiess, Thieme Verlag Stuttgart, 5. Aufl. 1999 sowie *Vaccines* von Plotkin und Orenstein, 3. Edition, 1999. Viele Hinweise von Folgeschäden sind ebenfalls auf den Beipackzetteln der Impfstoffhersteller beschrieben und von dort entnommen worden.

Impfkomplikationen und Folgeschäden sind jedoch bis heute meist wissenschaftlich ungenügend geklärt worden. Die Angaben in schulmedizinischen Büchern und die Erfahrungen der Praxis klaffen auseinander. Immerhin sind die genannten Folgeschäden in Deutschland zum Teil, nach langen Gerichtsverfahren, als Impfschäden anerkannt worden, d.h. sie sind, sofern es sich um eine staatlich empfohlene Impfung handelt, entschädigungspflichtig. Bei Schädigungen von nicht staatlich empfohlenen Impfungen haftet der impfende Arzt.

3. Kapitel *Erkenntnisse aus Beobachtung und Erfahrung*, möchte Sie in Ihrer Entscheidung unterstützen und Ihnen aufzeigen, wie Sie vorgehen können und wo Sie allenfalls Beratung und

Hilfe finden. Ebenfalls im Anhang finden Sie *wichtige Adressen* in Ihrem jeweiligen Land, wo Sie Auskunft und Unterlagen beziehen können und Angaben über Vorträge erhalten. Die verschiedenen AEGIS-Organisationen in den anderen Ländern bieten ihren Mitgliedern die Zeitschrift AEGIS IMULS von AEGIS Schweiz als Vereinszeitschrift an.

Bemerkung:
Aus Gründen der Einfachheit und besseren Lesbarkeit wurde auf die weibliche Form verzichtet. Sie ist in der männlichen Form selbstverständlich eingeschlossen. Wir bitten die Leserinnen um Verständnis.

Kapitel 1

Grundsätzliches über das Impfen

1.1 Impfen und seine erhoffte Wirkung

Es ist verständlich, dass Menschen Krankheiten, die schwerwiegende Folgen haben oder sogar zum Tod führen können, verhindern wollen. Etliche Infektionskrankheiten, wie z. B. Kinderkrankheiten, kommen in der Regel nur einmal im Leben eines Menschen vor. Basierend auf der Theorie, dass der Mensch durch Kontakt mit Krankheitserregern Schutzstoffe entwickelt, begann Edward Jenner (1749 - 1823) in England vor mehr als 200 Jahren systematisch gegen Pocken zu impfen, d.h. den Menschen absichtlich mit Krankheitserregern in Kontakt zu bringen. Damit die Krankheit nicht oder nur leicht ausbrechen sollte (Pusteln/Blasen an der Impfstelle), verwendete er das Pockenvirus in abgeschwächter Form aus den Pusteln einer erkrankten Kuhmagd, später aus Kuhpockeneiter.

Gegen Pocken wird heute nur noch Personal, das in der Forschung arbeitet, geimpft. Die heute gängigen Impfungen basieren immer noch auf dem Prinzip von Jenner. Es werden, je nach Impfung, abgeschwächte oder abgetötete Erreger oder Teile der Erregerhülle oder die abgeschwächten Giftstoffe von Erregern in die Muskeln oder unter die Haut eingespritzt. (Ausnahme: Schluckimpfungen). Die Absicht ist, zu einem selbstgewählten 'günstigen' Zeitpunkt den Organismus anzuregen, Gegenkörper (Antikörper) im Blut zu bilden. Durch die Bildung von spezifischen Antikörpern soll der Geimpfte gegen die jeweilige Erkrankung geschützt sein. Durch Einspritzung umgehen die Impfstoffe, je nach Impfung, den natürlichen Infektionsweg über die Atmungswege und den Verdauungstrakt und gelangen ohne Abwehrschranken ins Blut.

Nicht jede Impfung wird aus demselben Grund und im gleichen Alter eingesetzt. Das Ziel der Impfungen soll einerseits die Vermeidung von Krankheitskomplikationen oder Folgeschäden sein. Bei Masern und Röteln hat sich die Weltgesundheitsorganisation (WHO) zusätzlich zum Ziel gesetzt, die Viren und damit weitere Erkrankungen, im Hinblick auf gefährliche Krankheitsverläufe, vorwiegend in Entwicklungsländern, weltweit auszurotten. Dies ist theoretisch möglich, weil die Viren nur von Mensch zu Mensch übertragen werden. Deshalb liegt der WHO viel daran, die ganze Bevölkerung durchzuimpfen. Der Wundstarrkrampf hingegen ist von Mensch zu Mensch nicht ansteckend und deshalb für den persönlichen Schutz. Andere Impfungen sind vorwiegend für Risikogruppen gedacht, wie gegen Zeckenstich und Tollwut.

Die Schulmedizin hat die Impfempfehlungen im Laufe der Zeit den veränderten Verhältnissen, der Forschung und den gemachten Erfahrungen angepasst. Impfstoffe werden nach unbefriedigenden oder schlechten Erfahrungen verändert. Gegen weitere Erkrankungen werden neue Impfstoffe entwickelt. Um die Impfungen gezielt unter die Bevölkerung zu bringen, werden von der Schulmedizin routinemässig Impfungen empfohlen. Dabei werden insbesondere junge Eltern angesprochen, ihre Kinder rechtzeitig ins Impfprogramm einzuspuren.

Auf die Einzigartigkeit des Menschen in seiner derzeitigen Reaktionslage kann ein routinemässiger Impfplan jedoch nicht eingehen. Ebenso wird die Frage nach dem Sinn und den allfälligen Chancen einer Erkrankung (z.B. bei Kinderkrankheiten) nicht gestellt.

1.2 Die schulmedizinischen Impfempfehlungen

Die Gesundheitsbehörden und die Schulmedizin empfehlen folgende routinemässigen Impfungen:

Impfplan Schweiz

Stand August 2004

Einige Impfungen sind in einzelnen Kantonen obligatorisch*

Alter	Impfung	Bemerkungen
2 Monate	DTPa Polio IPV Hib	
4 Monate	DTPa Polio IPV Hib	
6 Monate	DTPa Polio IPV Hib	
12 Monate	MMR	
15 - 24 Monate	DTPa Polio IPV Hib MMR	
4 - 7 Jahre	DTPa Polio IPV	
11 - 15 Jahre	dT Hepatitis B	
Erwachsene	dT MMR Hepatitis B Influenza (Grippe)	Alle 10 Jahre, bei Verletzungen nach 5 Jahren. Für nicht immune Erwachsene. Bei Erwachsenen die einem Risiko ausgesetzt sind. Jährliche Impfung besonders ab 60 Jahren und bei bestimmten Krankheiten.

Bild 2

**) In den Kantonen FR, NE, TI und GE ist die Diphtherieimpfung obligatorisch und im Kanton FR ist zusätzlich die Tetanusimpfung obligatorisch.*

Ausserordentliche Impfreaktionen sind seit dem 1.12.1987 meldepflichtig. Die Meldung erfolgt über den Arzt via Kantonsarzt an das BAG (Supplementum XIV vom 1. März 1999).

Erläuterungen:

D	Diphtherie
d	Diphtherie für Erwachsene
T	Tetanus (Wundstarrkrampf)
Pa	Pertussis azellulär (CH)
aP	Pertussis azellulär (D)
Hib	Haemophilus influenzae Typ b
Polio IPV	Kinderlähmung, Spitzimpfung
Polio OPV	Kinderlähmung, Schluckimpfung
MMR	Masern, Mumps, Röteln
HB	Hepatitis B
BCG	Tuberkulose
Varizellen	Windpocken
Pertussis	Keuchhusten

Impfplan Österreich

Stand August 2004
Keine Impfpflicht

Alter	Impfungen
3. Lebensmonat	Hepatitis B DTaP Hib, Pneumokokken Polio IPV
4. Lebensmonat	Hepatitis B DTaP, Pneumokokken Polio IPV
5. Lebensmonat	Hepatitis B DTaP Hib, Pneumokokken Polio IPV
Im 2. Lebensjahr	Hepatitis B DTaP, Pneumokokken Hib Polio IPV
Im 2. Lebensjahr	Zwei mal MMR
7. Lebensjahr	dT Polio IPV Pertussis
13. Lebensjahr	Hepatitis B Auffrischung bzw. Grundimmunisierung
14. - 15. Lebensjahr	dT Polio IPV, Pertussis
Nach 15. Lebensjahr	Hepatitis B dT alle 10 Jahre Polio IPV

***Bild** 3*

Siehe Erläuterungen Seite 27

Impfplan Deutschland

Stand August 2004
Keine Impfpflicht

Impfstoff / Antigen Kombinationen	**Lebensmonat**						**Lebensjahr**	
	Geburt	2	3	4	11-14	15-23 a)	5-6 a)	9-17 a)
DTaP*		1.	2.	3.	4.		A	A
DT/Td b)**							A	A
aP								A
Hib *		1.	2.c)	3.	4.			
IPV *		1.	2.c)	3.	4.			A
HB *	*d)*	1.	2.c)	3.	4.			G
MMR**					1.	2.		
Varizellen					1.			

Bild 4

Siehe Erläuterungen Seite 27 und 30

Erläuterungen zur Tabelle auf der Seite 29

a)
Zu diesem Zeitpunkt sollte der Impfstatus überprüft und gegebenenfalls vervollständigt werden.
b)
Ab einem Alter von 5 bzw. 6 Jahren wird zur Auffrischimpfung ein Impfstoff mit reduziertem Diphtherietoxoid-Gehalt (d) verwendet.
c)
Bei monovalenter Anwendung bzw. bei Kombinatinsimpfungen ohne Pertussiskomponente kann diese Dosis entfallen.
d)
Siehe Anmerkungen „Postexpositionelle Hepatitis B-Immunprophylaxe bei Neugeborenen" (www.rki.de)

A
Auffrischimpfung: Diese sollte möglichst nicht früher als 5 Jahre nach der vorhergehenden letzten Dosis erfolgen.
G
Grundimmunisierung aller noch nicht geimpften Jugendlichen bzw. Komplettierung eines vollständigen Impfschutzes.

*
Abstände zwischen den Impfungen mindestens 4 Wochen; Abstand zwischen vorletzter und letzter Impfung mindestens 6 Monate.
**
Mindestabstand zwischen den Impfungen 4 Wochen.

Impffolgen von empfohlenen Impfungen sind schadenersatzpflichtig. Für nicht empfohlene Impfungen haftet der impfende Arzt.

Impfplan Italien

Stand August 2004
Die Polio, DT und Hepatitis B Impfungen sind obligatorisch

Alter	Impfung
3. Monat	Polio IPV DTPa Hepatitis B
5. Monat	Polio IPV DTPa Hepatitis B
11. - 12. Monat	Polio IPV DTPa Hepatitis B
15. Monat	MMR
3. Jahr	Polio IPV
6. Jahr	DTPa DT

Siehe Erläuterungen Seite 27

***Bild** 5*

Die Eltern werden über öffentliche Gesundheitsdienste zum Impftermin eingeladen, bzw. aufgefordert. Die Impfkosten für die obligatorischen Impfungen werden vom Staat übernommen.

Seit 1991 gibt es ein Gesetz, das die Entschädigung von Impfschäden regelt und eine Information der Eltern über Impffragen vorschreibt. Die Impfärzte entnehmen ihre Kenntnisse aus den Beipackzetteln der Pharmaindustrie.

Nach dem 6. Lebensjahr gibt es keine obligatorischen Impfungen und auch keine Impfempfehlungen mehr.

Impfplan Luxemburg

Stand Januar 2004
Keine Impfpflicht

Alter	Impfungen
Neugeborene	BCG, wenn indiziert
2. - 3. Monat	DITEPER Hib Polio IPV Hepatitis B
3. - 5. Monat	DITEPER Hib Polio IPV Hepatitis B
4. - 6. Monat	DITEPER Hib Polio IPV
11. - 12. Monat	DITEPER Hib Polio IPV
Ab 12. Monat	Meningokokken C*
15. - 18. Monat	Masern Mumps Röteln
5. - 7. Lebensjahr	DITEPER Polio IPV Masern Mumps Röteln
12. - 15. Jahr	DITEPER Polio IPV Hepatitis B
15. Lebensjahr	Rappel Td Polio oral

* Dreimalige Impfung, im 12. 14. und 16. Monat.
Auffrischimpfungen gegen Polio IPV und TD alle 10 Jahre.

Bild 6

1.3 Die Impfsoffe

Impfstoffe sind Arzneimittel und bestehen aus :

1. Dem eigentlichen Impfstoff bei der **aktiven** Impfung: abgeschwächten oder abgetöteten Bakterien oder Viren, oder Absonderungen von Krankheitserregern; bei der **passiven** Impfung (Immunglobuline) aus Gegenkörpern (Antikörper) der Krankheitserreger.
2. Spuren von Stoffen, die zur Herstellung, Konservierung, etc. von Impfstoffen benötigt werden.

Bei der aktiven Impfung soll der Organismus selber Gegenkörper (Antikörper) bilden, also selber aktiv sein. In seltenen Spezialfällen besteht der Impfstoff aus Gegenkörpern (Antikörper) = passive Impfung (Immunglobuline).

Zur Züchtung der gewünschten Krankheitserreger braucht es lebende Tiere, deren Organe, Blut oder befruchtete Eier. Ebenso werden abgetriebene menschliche Föten zur Impfstoffherstellung verwendet (z.B. Windpocken, Röteln). Es werden auch menschliche Krebszellen, die "HeLa"-Zellen oder HDC-Zellen genannt werden,[1] gebraucht (z.B. Masern, Mumps, Tollwut). Heute werden Impfstoffe auch gentechnisch hergestellt, z. B. Hepatitis B- oder Choleraimpfstoff.

[1] Buchwald G., Impfen das Geschäft mit der Angst, Knaur, B. Goll, in ImpfDialog 1/03

Zur Impfstoffgewinnung benutzte Tiere:

Tuberkulose (BCG):	Kühe (Euter), Wühlmäuse
Wundstarrkrampf:	Pferde
Keuchhusten:	Mäuse
Kinderlähmung:	Affen (Nieren und Hoden)
Masern:	Hunde, Meerschweinchen (Nieren), befruchtete Wachtel- oder Hühnereier (Embryonen)
Mumps, Grippe, Tollwut:	Befruchtete Hühnereier (Embryonen)

Zur Herstellung von Impfstoffen braucht es Zusatzstoffe, z. B.:

Gegen bakterielle Verschmutzung:	Antibiotika,
Zur Konservierung und Stabilisation:	Humanalbumin, Lactalbuminhydrosat, Thiomersal (quecksilberhaltig, d. h. nervenschädigend) usw.
Um die Vermehrung der Krankheitserreger in Grenzen zu halten:	Formaldehyd, Äther, Polysorbat, Chloroform, usw.
Aufsaug- und Bindemittel:	Aluminiumhydroxid, Aluminiumphosphat usw.

Die unerwünschten, meist allergisierenden Zusatzstoffe bleiben in geringen Spuren zurück. Je nach Impfstoff und Herstellerfirma werden verschiedene Zusatzstoffe verwendet und der Fremdstoffanteil kann unterschiedlich sein.

Bei der Kultivierung von Krankheitserregern können auch Stoffe des Virus-Trägers (Medium), z.B. Eiweissreste von Hühnereiern oder Hefezellen, im Impfstoff bleiben.

Die unerwünschten Spuren von Produktionsrückständen werden im Allgemeinen von der Schulmedizin und dem Impfstoffhersteller als bedenkenlos, somit als gesundheitlich unschädlich, angegeben.

Ein besonderes Problem stellt Thiomersal als Konservierungsstoff dar. Es ist eine Quecksilberverbindung, die sehr schwer wieder aus dem Körper ausgeschieden werden kann, und die in fast jedem Impfstoff enthalten ist. Wenn es ausserdem noch direkt in den Organismus gelangt, wie beim Impfen, wirkt es um ein vielfaches toxischer. Durch eine einzige Impfung wird 1/3 des Quecksilbergrenzwertes für Erwachsene in den Körper des Säuglings eingebracht, der 20 x weniger wiegt als ein Erwachsener und kein ausgereiftes Immunsystem besitzt. Thiomersal hat zudem eine gentoxische Wirkung. Die genverändernde Wirkung ist unabhängig von der Dosis und bewirkt Chromosomenanomalien. Die Folgen zeigen sich erst in späteren Generationen.[2]

Heute versuchen die Impfstoffhersteller auf Druck der Ärzte und auch Eltern, Thiomersal in den Impfstoffen durch andere Produkte zu ersetzen. Hierzu kommt allerdings nur Phenoxyethanol in Frage. Es ist gegen einige Bakterien aber nicht so

---

[2] Dr. med. Splittstoesser W., Goldrausch, Eigenverlag 1999, S. 29-77

wirksam und wird in der medizinischen Literatur auch bereits als nerven- und nierenschädigend beschrieben.[3]

Oft wird auch in den Beipackzetteln Thiomersal nicht mehr unter seinem geläufigen Namen aufgeführt, sondern es gibt in der Zwischenzeit mehr als 30 Bezeichnungen für Quecksilberverbindungen.[4]

In Österreich wird vom Obersten Sanitätsrat (Impfausschuss) seit Herbst 1999 empfohlen, soweit wie möglich Impfstoffe zu verwenden, die kein quecksilberhaltiges Konservierungsmittel enthalten.

---

[3] Musshoff et al., Arch Tox 1999, 73 (1) 55-59

[4] Dr. med. Splittstoesser W., ebenda

Kapitel 2
Erkrankungen und die dazugehörigen Impfungen

2.1 Tuberkulose (Tbc)

Krankheitsbild

Die Tuberkulose hat kein charakteristisches Krankheitsbild. Sie zeigt sich in einer Schwächung des Allgemeinzustandes, wie Müdigkeit, Appetitlosigkeit, Gewichtsabnahme, Lustlosigkeit, evtl. Fieber. Die Tuberkulose kann alle Organe befallen. Am häufigsten ist die Lungentuberkulose mit Husten und (blutig-) schleimigem Auswurf.

Erreger und Bedingungen

Tuberkel-Bakterien (Mycobakterium tuberkulosis). Eine Erkrankung ist nur bei allgemeiner gesundheitlicher Schwächung möglich, z. B. wegen Hunger, mangelnder Hygiene in Krisenzeiten. Eine Erstansteckung geschah früher meist durch den Genuss von Milch und Fleisch von tuberkulosekranken Tieren. In zweiter Linie, so wie heute noch, erfolgt die Ansteckung durch engen Kontakt von Mensch zu Mensch über Tröpfcheninfektion (Husten) bei offener Lungentuberkulose.

Inkubationszeit

Die Inkubationszeit beträgt 4 - 6 Wochen.

Behandlung

Fussbäder und Darmreinigung nicht vergessen! Warme

Brustwickel fördern zusätzlich die Durchblutung im Brustbereich. Tbc und Folgen von Tbc sind homöopathisch behandelbar. Konsultieren Sie einen klassisch arbeitenden, erfahrenen Homöopathen. Bei offener Lungentuberkulose besteht Ansteckungsgefahr und somit ist eine Isolation des Patienten erforderlich (Spitalpflege). Meist ist eine lange Genesungszeit notwendig.

Siehe auch Kapitel 3.8, Massnahmen bei Unwohlsein, Erkältungen und Infekten.

Risiken, Komplikationen und Folgeschäden

Bei rechtzeitiger, korrekter Behandlung sind Komplikationen unwahrscheinlich. Früher starben viele Menschen an Tbc. Todesfälle gab es in Westeuropa in den letzten Jahren nur bei Erwachsenen, bereits Schwerkranken, z. B. Drogensüchtigen.

Immunität nach Erkrankung

Nach durchgemachter Krankheit besteht keine Immunität gegen die Tuberkulose. Die Tbc-Bakterien kapseln sich ein, so dass bei einer gesundheitlichen Schwächung eine Wiedererkrankung jederzeit möglich ist.

Erkrankungshäufigkeit

Früher war die Tbc (Schwindsucht) eine sehr häufige, gefährliche Erkrankung. Mit zunehmender Verbesserung der hygienischen Verhältnisse und der Beseitigung des Hungers nahmen die Tbc-Erkrankungen laufend ab. Die Erkrankungshäufigkeit ist in Westeuropa rund 1:100'000.[5]

---

[5] Statistisches Bundesamt in Wiesbaden, Gruppe VII D

Besonderes

Die Tbc-Erkrankung tritt bei geschwächter Gesundheit und schlechten Lebensbedingungen auf (Hunger, mangelnde Hygiene). Bei tuberkulosefreiem Viehbestand, wie dies bei uns heute der Fall ist, fällt eine Infektion über den Genuss von Milch und Fleisch weg.

Dr. med. G. Buchwald hat in seinem Buch „Der Rückgang der Schwindsucht trotz „Schutz"-Impfung" die tragische Geschichte der Tuberkulose, ihre Behandlung sowie die BCG-Impfung hervorragend beleuchtet (Hirthammer Verlag München, 2002)

Tuberkuloseimpfung (BCG-Impfung)

Impfstoff und Zusatzstoffe

Abgeschwächte, lebende Tbc-Bakterien von Rindern. Eine Impfdosis enthält 100'000 - 300'000 Keime. Als Zusatzstoffe sind Aluminiumsalze, bzw. –verbindungen, Dextran, Glucose, Triton, Humanalbumin, Polygelin, Salze, etc. enthalten.

Schulmedizinische Impfempfehlung

Siehe länderspezifische Empfehlungen und Impfpläne auf den Seiten 26 bis 32.

Impfreaktionen, Impfkomplikationen und Folgeschäden

Örtliche Reaktion: Nach 4 - 8 Wochen bildet sich ein kleiner Eiterherd, später eine Kruste. Abszesse an der Impfstelle, Lymphknotenschwellungen und Lymphknotenabszesse und daraus resultierende (Narben-) Störfelder, Neigung zu chronischen Infekten sind möglich. Ebenso sind nach 6 - 12

Monaten, oder später, Knochenmarksentzündungen bekannt. Ausserdem werden Knochen- und Gelenksentzündungen, Hauttuberkulide, Arthritis, Affektionen am Auge, Schäden am Zentralnervensystem und Todesfolge beschrieben.[6]

Immunität

Da durch die natürliche Erkrankung kein Schutz entsteht, ist durch Impfen auch keine Schutzwirkung zu erreichen. Feldversuche durch die Weltgesundheitsorganisation (WHO) in Indien, an der mehr als 364'000 Menschen unfreiwillig teilnahmen, zeigten 1979 nach einer Dauer von 7 ½ Jahren auf, dass die BCG-Impfung „0% Schutzwirkung" hatte.[7, 8, 9]

Hinweis

In Schweden ist die Impfung seit 1985 verboten.

Es gibt einen sogenannten Tuberkulintest. Das Tuberkulin wird eingerieben, aufgelegt (Pflaster) oder eingebohrt. Die Hautreaktion soll nach max. 48 Std. Aufschluss über einen allfälligen Infektionsverdacht oder über Antikörper, gebildet nach Impfungen, geben.

Der Test ist allerdings nicht aussagekräftig und kann zu gereizter Stimmung, Schmerz, Reizung, akuter Infektion, Lymphknotenschwellungen, Veränderungen des Gewebes oder Fieber führen. Er enthält unter anderem: Tbc-Bakterien, Dinatrium-hydrogen-phosphat, Kaliumhydrogenphosphat, Salze, Polysorbat, Hydroxychinolinkaliumsulfat, etc.

Von den meisten industrialisierten Ländern werden die der-

---

[6] Spiess, H., Impfkompendium, Thieme, 5. Aufl, 1999
[7] Buchwald, Impfen, das Geschäft mit der Angst, Knaur 1997, Seite 79f
[8] Spiess, H., Impfkompendium, Thieme, 5.Aufl, 1999, Seite 298
[9] Bulletin of the World Health Organisation, 57 (5): 819-827 (1979)

zeit verfügbaren Tuberkuloseimpfstoffe wegen ihrer Wirkungslosigkeit und häufigen Nebenwirkungen nicht mehr empfohlen.[10,11]

Allerdings ist es in Deutschland und der Schweiz immer noch gängige Praxis, neugeborene Ausländerkinder kurz nach der Geburt zu impfen (siehe offizielle Impfempfehlungen des Schweizerischen BAG 2004).

Der beste Schutz vor einer schweren Tbc-Erkrankung mit Folgeschäden kann allenfalls eine homöopathische Konstitutionsbehandlung bieten. Konsultieren Sie einen erfahrenen, klassisch arbeitenden Homöopathen.

[10] Spiess, H., Impfkompendium, Thieme, 5.Auflage, 1999
[11] NZZ, Das unerwartete Comeback der Tuberkulose, H. Feldmeier, 24.3.98

2.2 Diphtherie

Diphtherieerkrankung

Krankheitsbild

Die Diphtherie ist eine Infektionskrankheit mit Entzündungen im Nasen-Rachenraum bis zum Kehlkopf. Die Mandeln sind geschwollen. Der Patient hat Fieber, Hals- und Schluckbeschwerden. Ein trockener, bellender Husten und Heiserkeit begleiten die Beschwerden. Ein grau-weisslicher Belag (Membran genannt, aus Bakterien und abgestossenem Gewebe) kann die Atmung erschweren und zu schweren Erstickungsanfällen führen (echter Krupp). Dieser Belag ist zäh und blutet beim Entfernen.

Erreger und Bedingungen

Diphtherie-Bazillus (Corynebakterium diphtheriae). Er kommt unter natürlichen Bedingungen nur beim Menschen vor. Eine Erkrankung ist nur bei allgemeiner gesundheitlicher Schwächung möglich, z. B. wegen Hunger, schlechter Hygiene in Krisenzeiten. Die Ansteckung geschieht durch Kontakt von Mensch zu Mensch (Tröpfcheninfektion) und über infizierte Gegenstände.

Inkubationszeit

Sie beträgt 1 - 7 Tage, in der Regel 3 - 5 Tage

Behandlung

Fussbäder und Darmreinigung nicht vergessen! Gegen Halsbeschwerden hilft täglich mehrmals gurgeln, z. B. mit (honiggesüsstem) Salbeitee und im Anfangsstadium kalte Halswickel mit Lehm oder Quark.

Diphtherie ist homöopathisch behandelbar. Konsultieren Sie einen klassisch arbeitenden, erfahrenen Homöopathen. Wegen Ansteckungsgefahr ist Absonderung (Spitalpflege) erforderlich. Diphtherie ist mit Antibiotika behandelbar.

Siehe auch Kapitel 3.8, Massnahmen bei Unwohlsein, Erkältungen und Infekten sowie die Behandlung mit Magnesiumchlorid auf Seite 64.

Erkrankungshäufigkeit

Dank den verbesserten Lebensverhältnissen ist in Westeuropa die Erkrankung praktisch auf null gesunken. Die Krankheit hat für uns keine Bedeutung mehr. In der Schweiz ist der letzte Fall 1983 gemeldet worden und in Deutschland gibt es zwischen 0-1 Fälle pro Jahr. Diphtherie benötigt bestimmte sozio-ökonomische Verhältnisse, wie Kriegs- und Notzeiten damit sie ausbrechen kann.

Risiken, Komplikationen und Folgeschäden

Die Giftstoffe der Bazillen können auch zu Herzmuskel-, Leber-, Nieren- und Nervenschädigungen (Lähmungen) führen. Es besteht akute Erstickungsgefahr (echter Krupp), wenn der Kehlkopf mit einem Belag (Membran) belegt ist.

Immunität nach Erkrankung

Diphtherie hinterlässt keine protektive (schützende) Immunität gegen eine erneute Erkrankung.[12] Man kann also sehr wohl öfters an Diphtherie erkranken. Die Praxis zeigt,

[12] Spiess, H., Impfkompendium, Thieme Verlag, 5.Ausg., 99, Seite 152

dass in Ländern mit bestimmten sozio-ökonomischen Bedingungen die Menschen mehrmals an Diphtherie erkranken können.

Besonderes

Die Diphtherie verläuft bei 90 % der Erkrankten mit einer harmlosen, leichten Rachenentzündung, so dass sie nicht als Diphtherie erkannt wird. Heute wird oftmals schon bei geringen Halsentzündungen mit Antibiotika behandelt. So werden vermutlich viele Diphtherieerkrankungen nie klar erkannt.

Früher wurde die Diphtherie auch Krupp genannt.

Diphtherieimpfung

Impfstoff und Zusatzstoffe

Durch Formalin entgiftete, isolierte und gereinigte Diphtheriegiftstoffe (Toxoid), gebunden an Aluminiumverbindungen, konserviert mit Thiomersal und Formaldehyd, Glyzerin.

Schulmedizinische Impfempfehlung

Siehe länderspezifische Empfehlungen und Impfpläne auf den Seiten 26 bis 32.

Impfreaktionen, Impfkomplikationen und Folgeschäden

Örtliche Reaktion (Rötung, Schwellung, Schmerz), Hals- und Schluckbeschwerden, allgemeines Unwohlsein, Brechreiz, Fieber, Anfälligkeit für Erkältungen und Infekte, selten Haut- und Schleimhautblutungen, Kreislaufreaktionen, Schweissaus-

brüche, Schüttelfrost, Muskel- und Gelenkbeschwerden, allergische Reaktionen, Ausschläge, Erkrankungen des zentralen und peripheren Nervensystems, aufsteigende Lähmungen bis zur Atemlähmung (GBS), Entzündungen peripherer Nervengeflechte, allergische Erkrankungen der Niere, vorübergehende Thrombozytopenien, Pseudo-Krupp.
Da der Impfstoff meist nicht alleine verabreicht wird, ist nicht ganz sicher, welcher Impfstoff zu Komplikationen führt.
Sutter et al. stellten 1992 in einer grossen Untersuchung fest, dass die DPT-Impfung ein erhöhtes Risiko für eine provozierte Poliomyelitis (Kinderlähmung) darstellt.[13]

Immunität

Da nach einer Diphtherieerkrankung keine Schutzwirkung besteht, kann auch keine Immunität nach der Impfung entstehen. Die Diphtherieimpfung ist eine sogenannte Toxoidimpfung, d. h. es wird das „entgiftete Gift" der Diphtheriebakterien verimpft. Da der menschliche Körper aber nicht immun gegen Gifte werden kann, ist eine Schutzwirkung durch die Diphtherieimpfung illusorisch.[14] Es ist bis heute auch nie eine Schutzwirkung der Impfung nachgewiesen worden.

Besonderes

Die Impfung wird bei Säuglingen meist mit den Impfungen gegen Wundstarrkrampf und Keuchhusten kombiniert (DPT). Laut schulmedizinischer Meinung sind die Geimpften trotz-

[13] Sutter et al., J infec Dis, 165, 444-449
[14] Lewin L, Gifte und Vergiftungen, Haug Verlag 6. Aufl., 1992

dem Diphtheriekeimträger und können die Umgebung bis zu sechs Monate lang anstecken.

Hinweis

Heute geht man davon aus, dass, wenn zwischen 80 und 90 % der Bevölkerung gegen Diphtherie geimpft sind, diese Krankheit nicht mehr auftreten kann. In der Schweiz aber sind nach Angaben des BAG ca. 25-30 %, und in Deutschland deutlich weniger als 40 % der Erwachsenenpopulation gegen Diphtherie geimpft. Trotzdem tritt die Krankheit, von wenigen Ausnahmefällen abgesehen, nicht mehr auf. In Russland und der Ukraine treten bei einer Durchimpfungsrate von mehr als 90 % im Abstand von 3-5 Jahren regelmässig Diphtherieepidemien auf.[15, 16, 17]

Pseudo-Krupp tritt oft bei Kindern nach einer Diphtherieimpfung auf. Der Ausdruck Krupp ist jedoch eine alte Bezeichnung für Diphtherie. Pseudo-Krupp bedeutet also nichts anderes, als das die Kinder nach einer Diphtherieimpfung an Diphtherie erkranken.

Der beste Schutz vor einer schweren Diphtherieerkrankung mit Folgeschäden kann allenfalls eine homöopathische Konstitutionsbehandlung bieten. Konsultieren Sie einen erfahrenen, klassisch arbeitenden Homöopathen.

---

[15] Rich, V, 1996, Lancet; 347: 1686
[16] Dittman, , 1996, Lancet; 348: 1244
[17] Giesecke, 1996, Lancet; 348: 486

2.3 Wundstarrkrampf (Tetanus)

Wundstarrkrampferkrankung

Krankheitsbild

Das Gift der Bazillen verursacht Tage bis Wochen nach der Verletzung Muskelzuckungen und Muskelkrämpfe. Diese gehen über das Gesicht zum Nacken auf den ganzen Körper über und können zu Muskelstarre führen. Durch Muskelkrämpfe der Atmungsorgane wird die Atmung beeinträchtigt, resp. verunmöglicht (Erstickungstod).

Erreger und Bedingungen

Tetanusbazillus (Clostridium tetani). Der Erreger ist vorwiegend in Pferdemist, auch in Gartenerde, an rostigen Gegenständen, gebrauchter Kleidung und Strassenstaub zu finden. Er entwickelt sich nur in Wunden, die nicht bluten und von der Luft abgeschlossen sind, das sind anaerobe Bedingungen, welche z. B. bei tiefen Stich-, Biss- oder Schusswunden entstehen. Es ist wichtig zu wissen dass eine Schürf-, oder andere gut blutende Wunde *niemals* zu einer Tetanuserkrankung führen kann.

Inkubationszeit

Die Inkubationszeit beträgt in der Regel 2 - 14 Tage. In seltenen Fällen vier Wochen und länger.

Behandlung

Nach der Verletzung:

Tiefere, nicht blutende Wunden sollen zum Bluten gebracht werden. Durch die damit verbundene Selbstreinigung wird das Risiko einer Tetanus-Erkrankung verringert, zusätzlich wird die Wunde mit viel lauwarmem Wasser gereinigt. Zur Desinfektion besonders geeignet ist Calendula-Essenz, einige Tropfen mit lauwarmen Wasser verrühren, da es gleichzeitig desinfiziert und die Wundheilung anregt.

Zur Sicherheit ist eine homöopathische Behandlung, je nach Verletzung mit Arnica bei einer groben Verletzung, mit Hypericum bei einer Nervenverletzung und mit Ledum bei einer Stichverletzung empfehlenswert.

Bei Tetanusverdacht:

Bei Tetanusverdacht muss man unverzüglich einen (homöopathisch arbeitenden) Arzt aufsuchen (Meldepflicht). Bei verpasster Anfangsbehandlung ist Spitalpflege unerlässlich (künstliche Beatmung). Tetanus wird schulmedizinisch nicht mit Antibiotika behandelt, da es sich bei dem Verursacher der Krankheit nicht um die Tetanusbakterien selber handelt. Von der Behandlung mit Magnesiumchlorid siehe Seite 64.

Erkrankungshäufigkeit

Dank den verbesserten Lebensverhältnissen ist die Erkrankung in Westeuropa selten geworden. Vor allem eine richtige Wundversorgung spielt eine grosse Rolle. Dies muss man kleinen Kindern schon zeigen. Laut Statistik erkranken ältere Menschen (eher Männer) häufiger als Kinder und junge Erwachsene.[18] Erkrankungen in Deutschland ab 1990 - 1995: Je 2 - 10 jährlich.[19] In der Schweiz erkranken 1-2 Personen jährlich an Tetanus [20], ebenso in Österreich.

---

[18] Allerdiest, H., Die gelben Hefte,1, S. 26 (1981)

Risiken, Komplikationen und Folgeschäden

Die Erkrankung führte früher zum Tod oder zu bleibender Behinderung (Eiserne Lunge). Heute ist bei entsprechender ärztlicher Behandlung Heilung möglich. Dabei ist die zusätzliche Anwendung von Homöopathika sehr nützlich.

Immunität nach Erkrankung

Die Erkrankung hinterlässt keinen Schutz vor einer erneuten Erkrankung. Die Tetanusimpfung ist eine sogenannte Toxoidimpfung, d. h. es wird das „entgiftete Gift" der Tetanusbakterien verimpft. Da der menschliche Körper aber nicht immun gegen Gifte werden kann, ist eine Schutzwirkung durch die Tetanusimpfung illusorisch.[21] Es ist auch nie eine Schutzwirkung der Impfung nachgewiesen worden.

Besonderes

Tetanus ist nicht ansteckend, da der Bazillus sich nur in einer Wunde unter Luftabschluss entwickelt. Schürfwunden oder blutende Wunden bergen deshalb kein Tetanus-Risiko. Das ist wichtig zu wissen, wird doch bei jeder kleinsten Verletzung im Notfall von der Schulmedizin eine Tetanusimpfung empfohlen.

---

[19] Buchwald, Impfen das Geschäft mit der Angst, Knaur 1997, Seite 112
[20] Bulletin des Bundesamtes für Gesundheit, erscheint wöchentlich
[21] Lewin L, Gifte und Vergiftungen, Haug Verlag 6. Aufl., 1992

Tetanusimpfung

Impfstoff und Zusatzstoffe

Entgiftete Absonderungen der Tetanus-Bazillen, gebunden an Aluminiumverbindungen, konserviert mit Thiomersal, Formaldehyd, Salze, Polysorbat 80, etc.

Schulmedizinische Impfempfehlung

Siehe länderspezifische Empfehlungen und Impfpläne auf den Seiten 26 bis 32.

Impfreaktionen, Impfkomplikationen und Folgeschäden

Örtliche Reaktion (Rötung, Schwellung, Schmerz), Nervenentzündung mit ziehendem Schmerz in den Armen/ Beinen, Muskelkrämpfe, gelegentlich Lähmungserscheinungen und kruppähnliche Atembeschwerden, Fieber, anaphylaktische Reaktionen, Thrombozytopenien, Magen-Darmbeschwerden, Ausschläge, Erkrankungen der Niere, vorübergehende Nierenschäden, Blutgerinnungstörungen, aufsteigende Lähmungen bis hin zur Atemlähmung (GBS), etc. Als Folge wiederholter Tetanusimpfungen sind Blutveränderungen und eine Tendenz zu Nierenschädigungen möglich.

Immunität

Da durch die natürliche Erkrankung kein Schutz entsteht, ist durch Impfen auch keine „Schutzwirkung" zu erreichen.

Besonderes

Die Impfung wird bei Säuglingen meist mit den Impfungen gegen Diphtherie und Keuchhusten kombiniert (DTP). Bei

Tetanusverdacht wird bei ungeimpften, bzw. bei Personen, bei denen eine Impfung länger als fünf Jahre zurückliegt, eine erneute Impfung sowie Immunglobuline (Passivimpfung) verabreicht. Bedingt durch das artfremde Eiweiss der Gegenstoffe in den Immunglobulinen sind allergische Reaktionen (Schockzustände) möglich.

Hinweis

Verletzungen, die im Säuglingsalter eine Tetanusinfektion zur Folge haben können, sind wenig wahrscheinlich. Dr. Stefan Wild sagt hierzu: *„Die Wahrscheinlichkeit für junge Menschen an Wundstarrkrampf zu erkranken entspricht nahezu der, von einem Meteoriten erschlagen zu werden."*

Verstärkte Nebenwirkungen treten auf, wenn die Impfungen in zu kurzen Abständen aufeinanderfolgen. Die österreichischen Gesundheitsbehörden geben heute offen zu, dass die Bevölkerung gegen Tetanus „überimmunisiert" sei. Das schweizerische BAG warnt ebenfalls vor zu vielen Tetanusimpfungen.

Immer wieder berichten Eltern, dass sie bei einem Arzt oder in der Notaufnahme eines Krankenhauses unbehandelt weggewiesen wurden, sobald sie die Tetanusimpfung verweigerten. Eine Tetanusimpfung ist keine Pflichtimpfung. Der Arzt hat den Patienten auf die Impfung aufmerksam zu machen, und seinen Entscheid dafür oder dagegen zu akzeptieren. Sollte man dennoch unbehandelt weggewiesen werden, so muss man unbedingt den genauen Hergang mit dem Namen des Arztes schriftlich festhalten und diesen Brief an den Kantonsarzt (Amtsarzt, Sanitätsbehörde) senden.

2.4 Pertussis (Keuchhusten)

Keuchhustenerkrankung

Krankheitsbild

Der Keuchhusten beginnt wie ein gewöhnlicher Husten und steigert sich innerhalb von 2 - 6 Wochen zu einem Krampfhusten. Charakteristisch ist dabei das Einziehen beim Einatmen. Die Hustenanfälle werden immer häufiger und stärker, besonders nachts. Sie sind oft mit Erbrechen verbunden (Gewichtsabnahme). Innerhalb der folgenden 6 Wochen klingt der Husten wieder ab. Keuchhusten ist nur im Säuglingsalter gefährlich, da die Kinder den Schleim nicht abhusten können.

Man unterteilt den Verlauf der Krankheit in die drei Stadien: „Stadium catarrhale“ dauert etwa 1-2 Wochen mit meist untypischem Husten. Das „Stadium convulsivum“ dauert 4-6 Wochen, hier hören wir den sogenannten Stakkatohusten mit Erbrechen und der ziehenden Einatmung. Das dritte und letzte Stadium nennt man „Stadium decrementi“, die Beschwerden klingen langsam ab.

Erreger und Bedingungen

Keuchhustenbakterien (Bordetella pertussis). Eine ähnliche Erkrankung kann auch von Bordetella parapertussis verursacht werden. Die Ansteckung erfolgt nur über direktes Anhusten (Tröpfcheninfektion) durch bereits an Keuchhustenerkrankte. Erkrankte können andere anstecken, solange die Hustenanfälle andauern.

Inkubationszeit

Die Inkubationszeit beträgt in der Regel 7 - 10 - 14 Tage.

Behandlung

Fussbäder nicht vergessen. Warme Brustwickel, Wald- und Höhenluft lindern den Husten. Hustenreizende Speisen, wie Nüsse, krümelreiches Gebäck, etc. sind wegen dem Auslösen von Husten zu meiden. Es wird geraten öfters kleine Mahlzeiten, 5-6 x tägl. einzunehmen.

Keuchhusten ist auch im Säuglingsalter homöopathisch gut behandelbar. Bei einer korrekten homöopathischen Behandlung wird die Dauer der Erkrankung meist um etliche Wochen abgekürzt. Konsultieren Sie einen erfahrenen, klassisch arbeitenden Homöopathen.

Siehe auch Kapitel 3.8, Vorgehen bei Unwohlsein, etc.

Erkrankungshäufigkeit

Dank der verbesserten Lebensverhältnisse ist die Erkrankung in Westeuropa, in der Häufigkeit und im Schweregrad, laufend zurückgegangen. Keuchhusten ist in der Schweiz seit 1961 nicht mehr meldepflichtig.

Risiken, Komplikationen und Folgeschäden

Bei Säuglingen besteht wegen Erbrechen bei Hustenanfällen Erstickungsgefahr (Überwachung nötig). Die Schweiz kennt seit 1970 keine Keuchhustentodesfälle mehr.[22] In Deutschland wurde der letzte Todesfall an Keuchhusten 1995 gemeldet.[23]

---

[22] Tönz O,. Umschau 40/1983 S. 203, sowie Angaben des BAG

[23] Epidemiologisches Bulletin des RKI, 1999, 119-141

Immunität nach Erkrankung

Keuchhusten kann im reifen Erwachsenenalter, meistens untypisch, nochmals auftreten.

Besonderes

Säuglinge sind weder durch die Mutter während der Schwangerschaft noch durch das Stillen vor einer Keuchhustenerkrankung geschützt. Wird ein Kind, im gefährdeten 1. Lebensjahr, von direkt anhustenden Menschen ferngehalten, ist auch eine Ansteckung mit Keuchhusten unwahrscheinlich. Bei Rachitis oder einer kalziumarmen Ernährung ist der Keuchhusten wesentlich gefährlicher.[24] Antibiotika haben keinen bis nur einen kleinen Einfluss auf die Krankheit.

Neuere Untersuchungen belegen eindeutig, dass allgemein bei Kinderkrankheiten der Einsatz von fiebersenkenden und schmerzstillenden Medikamenten zu einem schwereren Krankheitsverlauf sowie zu unnötigen Komplikationen führt. Auch chemische Beruhigungs- oder auch hustenstillende Mittel fördern die Gefährlichkeit des Keuchhustens im Säuglingsalter und danach erheblich. Der Husten wird dadurch seltener und kraftloser, d.h. der Schleim bleibt leichter in der Lunge, und es kann in der Folge zu einer Lungenentzündung und zu einem Sauerstoffmangel im Gehirn kommen.[25]

---

[24] Drs Glöckler, Goebel, Kindersprechstunde, 13. Auflage, 1998
[25] Drs Glöckler, Goebel, Kindersprechstunde, 13. Auflage, 1998

Keuchhustenimpfung

Impfstoff und Zusatzstoffe

Der Impfstoff enthält abgetötete Bestandteile der Keuchhustenbakterien mit filamentösem Hämagglutinin, meist in Kombination mit Aluminiumhydroxid, Aluminiumphosphat und Thiomersal, Phenoxyethanol, Phosphat gepufferte Natriumchloridlösung, Pertactin, Fimbriae,

Schulmedizinische Impfempfehlung

Siehe länderspezifische Empfehlungen und Impfpläne auf den Seiten 26 bis 32.

Impfreaktionen, Impfkomplikationen und Folgeschäden

Örtliche Reaktion (Rötung, Schwellung, Schmerz), allgemeines Unwohlsein, Benommenheit, Interesselosigkeit, Fieber, Fieberkrämpfe, Zuckungen, Krämpfe, ungewöhnliche Schläfrigkeit, hypotone hyporesponsive Episoden (HHE), andauerndes Weinen, ungewöhnliches Schreien, Ermüdungen, Reizbarkeit, Appetitlosigkeit, Erbrechen, katarrhähnliche Symptome, Neuralgien, generalisierte allergische Reaktionen bis hin zu anaphylaktischen Schocks, Asthma, Diabetes, Enzephalitis, SIDS (plötzlicher Kindstod).

Die Erfahrung zeigt, dass die Keuchhustenimpfung oft der Grund für eine (unerkannte) Enzephalopathie mit den entsprechenden Folgeschäden ist. Der plötzliche Kindstod, der sogenannte Krippentod/Wiegentod (SIDS) nach Impfungen häuft sich vor allem nach der Keuchhustenimpfung markant. Bis zu 80 % der SIDS-Todesfälle werden innerhalb von wenigen Stunden bis sieben Tagen nach den Keuchhustenimpfungen von vielen Autoren aus allen Ländern mit dieser Impfung berichtet.[26, 27] Die ersten Berichte stammen bereits aus den dreissiger Jahren. In Deutschland wurden zwischen 1970 und 1978 101 Dauerschäden und neun Todesfälle nach der Keuchhustenimpfung als Impfschäden anerkannt.[28]

Der neue azelluläre Impfstoff (Pa) soll ungefährlicher sein. Der Beweis ist, da es keine Langzeiterfahrung gibt, nicht erbracht.[29, 30] Vielmehr wird auch nach dem azellulären Impfstoff die Häufigkeit von Krampfanfällen noch mit 1:16'000 angegeben, wobei sich das Risiko bei vier Impfdosen entsprechend vergrössert.[31] Bereits 1986 zeigte sich, dass die Häufigkeit der lokalen Reaktionen und Fieber nach den Auffrischimpfungen bei dem azellulären Impfstoff höher als bei der ersten Impfung waren. Praktisch jedes Kind zeigte, unabhängig vom Alter, in irgendeiner Form lokale Reaktionen. Ausserdem waren die seltenen schweren Reaktionen gleich geblieben in ihrer Häufigkeit wie beim alten Ganzzellenimpfstoff.[32]

Nach der Keuchhustenimpfung treten vermehrt Hib-Hirnhautentzündungen auf.[33] In einer neuseeländischen Studie entwickelte sich bei jedem vierten gegen Keuchhusten geimpften Kind eine allergische Erkrankung.[34]

---

[26] Torch, W.C., 1982
[27] Miller, C.L. und Fletcher, N.B. 1976, BrMedJ 17 Jan. 117-119
[28] Ehrengut W., Pädiatr Prax 1986, 32(4): 674-676
[29] Noble et al. 1987, J Amer Med Ass; 257:1351-1356
[30] Aoyama et al., 1988, Am J Dis Child; 142: 40-42
[31] Überall et al., Dev Biol Stand 1997, 89:83-89
[32] Aoyama T., et al., J Pediatr, 109: 925-930
[33] Michaels, 1971, N Eng J Med 285 (12) 660-663
[34] Kemp t., et al, Epidemiology 1997, 11(8):678

Immunität

Auch geimpfte Kinder erkranken an Keuchhusten. Der Verlauf des Keuchhustens ist dann weniger typisch, oft schwerer. In der Schweiz trat 1994/95 eine Keuchhustenepidemie auf, obwohl etwa 90 % der Kinder geimpft sind. Die Krankheit betraf fast ausschliesslich Kinder im Alter zwischen sechs Monaten und fünf Jahren, also genau in dem Alter, in dem die Impfungen stattfinden.

Besonderes

Die Impfung wird meist mit den Impfungen gegen Starrkrampf und Diphtherie kombiniert (DTP). Geimpfte Kinder können nach Kontakt mit Keuchhusten andere infizieren.[35]

Hinweis

Keuchhusten tritt - mit oder ohne Impfung - auch heute noch in Intervallen von 3-4 Jahren auf. Der Keuchhustenerreger zirkuliert also ungeachtet einer hohen oder niedrigen Durchimpfungsrate in gleichem Masse in der Bevölkerung.[36] Vor Einführung der Keuchhustenimpfung waren nur 2 % der Keuchhustenerkrankten Erwachsene. In Ländern mit hohen Durchimpfungsraten sind es mittlerweile 12-16 %.[37] Nach neuesten Untersuchungen in Ostdeutschland sind es sogar an die 50 % der Fälle.[38]

Untersuchungen haben gezeigt, dass ein grosser Teil der Erkrankungen bei den Geimpften durch genetisch veränderte Keuchhustenerreger ausgelöst werden, d.h. der Erreger hat

---

[35] RKI, Merkblatt für Ärzte, 1999a
[36] Cherry, J.D, 1995, Clin Infect Dis 1995, 20: 1271-1274
[37] Wirsing von König, et a., Med Wschr 1991, 116; 649-653
[38] Heiniger U., Impftelegramm Pasteur Mérieux 2000, 1

sich angepasst. In den Niederlanden, Kanada und den USA zeigt sich trotz hoher Durchimpfungsraten wieder eine Zunahme von Keuchhusten.[39, 40, 41]

Die Pharmaindustrie benutzt den Keuchhustenimpfstoff seit mehr als 20 Jahren in der Forschung, um Allergien zu erzeugen.

Der beste Schutz vor einer schweren Keuchhustenerkrankung mit Folgeschäden kann allenfalls eine homöopathische Konstitutionsbehandlung bieten. Konsultieren Sie einen erfahrenen, klassisch arbeitenden Homöopathen.

Warnung

Kinder mit Neigung zu Anfallsleiden (Krämpfe, Epilepsie) sollten *niemals* gegen Keuchhusten geimpft werden. Schrilles Schreien nach einer Impfung, hier besonders nach der Keuchhustenimpfung, ist das typische Zeichen bei frühkindlichen zentralnervösen Störungen und kommt häufig bei einer Gehirnentzündung vor. Es tritt bei etwa einer von 500 Impfdosen auf.[42] Die Impfstoffhersteller sagen, dass die Keuchhustenimpfung unsere Kinder erst ab der dritten Impfung „schützt". Das heisst die Kinder sind also in dem für sie besonders gefährdeten Alter - sofern die Impfung denn einen Schutz bieten würde - auch durch eine Impfung nicht „geschützt".

Besonders aus dem deutschsprachigen Raum gelangen immer wieder Meldungen von Ärzten zu uns, die bestätigen dass die geimpften Kinder hochgradig in der Lage sind, ihr gesamtes Umfeld anzustecken. So tritt also mit der Empfehlung un-

---

39 Loo et al., J Infect Dis 1999, 179(4), 915-923
40 Guris et al., Clin Infect dis 1999, 28, 1230-1237
41 Milord, D., Can commun Dis Rep 1995, 21: 40-44
42 Überall et al., Dev Biol Stand 1997, 89: 83-89

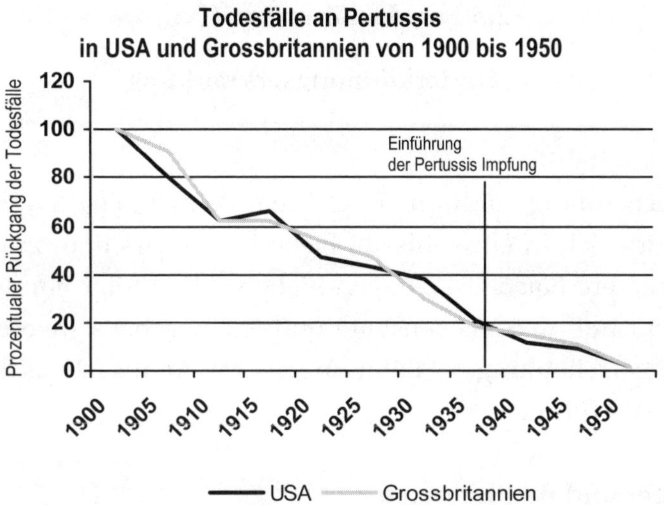

Quelle: International Mortality Statistics (1981), Michael Alderson

Copyright © (2004) AEGIS Schweiz

Bild 6

Lange vor der Einführung von der Pertussisimpfung 1936, in der Zeitspanne von 1900 bis 1935, waren die Todesfälle an Pertussis in den USA und Grossbritannien stark rückläufig. Die Mortalität reduzierte sich bis 1935 in den USA um 79 Prozent respektive um 82 Prozent in Grossbritannien. Nach 1936 verflachte sich die Abnahme der Todesfälle sogar.

serer Gesundheitsbehörden, alle Kleinkinder spätestens bei der Ankunft eines kleinen Geschwisterchens gegen Keuchhusten zu impfen, genau der Zustand ein, den wir unter allen Umständen vermeiden möchten: Die Erkrankung des Säuglings im ersten Lebensjahr.

Warum ein abgetöteter Bakterienspritzimpfstoff in der Lage ist, „ansteckend" zu sein, ist noch nicht geklärt. Die Meldungen der Ärzte sollten jedoch genügend alarmierend sein.

2.5 Kinderlähmung (Polio)

Kinderlähmungserkrankung

Krankheitsbild

Das Anfangsstadium (1 - 2 Tage) ist nicht charakteristisch. Es zeigt sich in Unwohlsein, Fieber, evtl. Durchfall und Halsschmerzen. Nach 1 - 2 Tagen Fieberfreiheit folgt ein erneuter Fieberschub mit Nackensteife und leichten bis schweren Lähmungserscheinungen. Lähmungen des Atemsystems können zum Tod führen.

Erreger und Bedingungen

Kinderlähmungsviren (aus der Gruppe der Pico-RNA-Viren) Typ I, II und III. Beim Wildpoliovirus führt meist Typ I zur Lähmung, bei den Impfpoliofällen verursachte fast ausschliesslich Typ III die Lähmungserscheinungen.

Die Ansteckung erfolgt von Mensch zu Mensch bei bestehender Erkrankung über Speichel und vor allem über infizierten Stuhl. Heute gibt es kaum noch Wildviren. Die Ansteckung geschieht also durch Impfviren über frisch Geimpfte.[43] Mit der Schluckimpfung Geimpfte (OPV) sind in der Lage, ab dem siebten Tag nach der Impfung bis zu 8 Wochen nach der Impfung über Schmierinfektion, Stuhl und dadurch verseuchte Nahrungsmittel die ganze Umgebung anzustecken. Eine Ansteckung wird begünstigt, wenn der Blutzuckerspiegel schnell unter die Norm abfällt. Dies geschieht nach dem Genuss von raffinierten Kohlenhydraten (Auszugsmehl und alle Fabrikzuckerarten und deren Produkte).[44]

---

[43] International Herald Tribune 21.9.96

[44] Sandler, B.P., American Journal of Pathology, Vol. 17, p.69, 1941

Inkubationszeit

Die Inkubationszeit beträgt in der Regel 3 - 14 Tage und die ersten Lähmungserscheinungen treten nach 11 - 17 Tagen auf.

Behandlung

***Zur Vorbeugung (bei Epidemien)*:**

Unbedingt darauf achten, dass nur noch Vollwertkost auf den Tisch kommt. Auszugsmehle und alle Fabrikzuckerarten und deren Produkte sind strikt zu meiden. Menschenansammlungen sind ebenfalls zu meiden. Nach jedem Toilettenbesuch sind die Hände gründlich zu waschen, da mit dem Stuhl die Polioerreger ausgeschieden werden. Anstrengende, körperliche Arbeit sollte ebenfalls nicht verrichtet werden.

Bei Verdacht oder ersten Anzeichen:

Bei entsprechender Behandlung im Anfangsstadium und Einnahme von Magnesiumchlorid[45] in den ersten 48 Stunden nach Lähmungsanzeichen ist ein Fortschreiten der Krankheit zu vermeiden und Heilung zu erzielen (siehe unter *Hinweis*, Seite 63). Eventuell aufkommendes Fieber unter keinen Umständen unterdrücken.

Pflegerische Behandlung; siehe Kapitel 3.8., Fussbäder und vor allem eine Darmreinigung sind unerlässlich!

***Bei Erkrankung*:**

Kinderlähmung ist homöopathisch behandelbar. Bei ersten Anzeichen und/oder Erkrankung konsultieren Sie einen (homöopathisch arbeitenden) Arzt (Meldepflicht). Bei verpasster Anfangsbehandlung ist Spitalpflege unumgänglich.

---

[45] M. Schär-Manzoli, Das Tabu der Impfungen, S. 149 ff

Erkrankungshäufigkeit

Laut offiziellen Angaben der WHO-Generaldirektorin Gro Harlem Brundtland und der Unicef-Exekutivdirektorin Carol Bellamy vom 3.12.99, sind der amerikanische Kontinent, der Pazifikraum und Europa, mit Ausnahme der Türkei, poliofrei.[46] Bei den Erkrankungen handelt es sich um Impfpolio, d.h. Erkrankung der frisch Geimpften, oder Ansteckung durch frisch geimpfte Virusträger.[47] In der Schweiz ist der letzte Fall von Wildpoliovirus 1982 aufgetreten und in Österreich sogar Mitte der sechziger Jahre, in Deutschland 1978.

Risiken, Komplikationen und Folgeschäden

Bleibende Lähmungen leichten bis schweren Grades. Früher starben viele Menschen an Kinderlähmung. Nur bei ca. 0,1 bis 1 % der Infizierten kommt es zu einer Lähmung, wovon bei einer Grosszahl die Lähmungen nach spätestens einem Jahr abklingen. Noch ungeklärt ist das sogenannte Postpoliomyelitis-Syndrom, bei dem etwa 25 % aller einst paralytisch (gelähmten) Personen nach einer jahrzehntelangen beschwerdefreien Zeit erkranken. Es kommt zu Muskelschwäche und -rückbildungen in den Muskelgruppen, die während der Krankheit selber gelähmt waren.[48]

Immunität nach Erkrankung

Die Schutzwirkung ist lebenslang gegen jeden durchgemachten Poliovirus-Typ I, II oder III, d.h. man muss um gegen Polio vollkommen immun zu werden, jeden einzelnen Typ vom Poliovirus durchgemacht haben.

---

46 NZZ, Ausgabe Nr. 283, 4./5.12.1999, Seite 63
47 Schweiz. BAG, „blauer Infektionsordner", S. 124
48 Heininger U., Impfratgeber Pädiatrie, UNI-MED Verlag AG, 1999

Besonderes

Das früher seuchenartige Auftreten in der Badesaison erklärt sich durch das plötzliche Absinken des Blutzuckerspiegels infolge Genuss von raffinierten Kohlenhydraten (Speiseeis/Glace und andere Süsswaren) und der Abkühlung und Bewegung im Wasser (vermehrter Energieverbrauch)[49]. Dr. Sandler ist der Meinung, dass die Kinderlähmung während der Sommermonate vermehrt auftritt, weil dann das Virus wegen gewisser physiologischer Änderungen im Wirt (Mensch) in dem es sich befindet, aktiv werden kann. Diese Bedingungen sind im Sommer gegeben durch den vermehrten Verzehr von Speiseeis/Glace verbunden mit einer gleichzeitigen übermässigen körperlichen Anstrengung (z. B. Schwimmen).

Sowohl der Wiener Arzt Dr. Alexander Rottmann als auch Dr. Paffenbarger kamen bereits Mitte der fünfziger Jahre zu dem überzeugenden Schluss, dass zwischen der Entfernung der Mandeln oder aber auch krankhaften Mandeln und einem erhöhten Risiko an Polio zu erkranken, ein Zusammenhang bestehe.[50]

Hinweis

Der französische Arzt Dr. A. Neveau beschrieb 1943 eine Behandlungsmethode gegen Polio, mit der er grossen Erfolg hatte. Er war dadurch in der Lage, selbst die schlimmste Form der Lähmung zu heilen, vorausgesetzt, man beginnt die Behandlung in den ersten 48 Stunden nach Auftreten der ersten Lähmungserscheinungen. Dr. Neveau behandelte die Erkrank-

---

[49] Sandler, B.P. Amer J Pathol., Vol. 17, p. 69, 1941

[50] Paffenbarger R.S., Am J Hyg 66: 131-150

ten mit Magnesiumchlorid. Er hatte diese Methode von Prof. Pierre Delbert, Mitglied der Medizin-Akademie Frankreichs, übernommen. Dieser hatte festgestellt, dass die Einnahme von Magnesiumchlorid das Aufnahmevermögen und die Anzahl der weissen Blutkörperchen wesentlich erhöhte. Er behandelte seine Patienten folgendermassen:

Man löst 20 g Magnesiumchlorid (MgCl2) in ein Liter Wasser auf und verabreicht es alle drei Stunden in folgender Menge:

Säuglinge:	*1 - 4 Teel.*
Kinder, 2 Jahre:	*60 ml*
Kinder, 3 Jahre:	*80 ml*
Kinder, 4 Jahre:	*100 ml*
5 Jahre und älter:	*125 ml*

Magnesiumchlorid wird übrigens auch mit Erfolg bei Diphtherie- und Tetanuserkrankungen eingesetzt.

Prof. André Lwoff, Nobelpreisträger für Medizin 1966 bestätigte, dass das Poliovirus eine hohe Thermosensibilität aufweist. Nach seinen Angaben stirbt das Poliovirus bereits bei einer Temperatur von 40 C° ab. Deshalb darf man bei an Polio Erkrankten niemals das Fieber künstlich senken.[51]

Kinderlähmung trat bis vor ca. 200 Jahren fast ausschliesslich ohne die heute so gefürchteten Lähmungen auf. Polioepidemien waren unbekannt. Erst seit Ende des 19. Jahrhunderts erschien plötzlich in voller Form die paralytische Form, d.h. mit Lähmung. Was war geschehen? Genau zu diesem Zeitpunkt begannen die ersten Massenimpfungen gegen Pocken. Es handelte sich um eine Immunschwäche der Menschen, bedingt durch die Pockenimpfungen.[52]

---

[51] Pilette Jean Dr. med., Nous te protégerons. La Poliomyelitte, quel vaccin, quel risque?

[52] Plotkin, Orenstein, Vaccines, W.B. Saunders Company, 3. Edition, 1999

Für die Ansteckung sowie für den Krankheitsverlauf spielt die Ernährung eine zentrale Rolle, *(Vollwerternährung schützt vor Viruserkrankungen und Kinderlähmung, Sandler, emu Verlag, siehe Literaturangaben)*. Für Säuglinge ist Muttermilch **die** ideale Ernährung.

Kinderlähmungsimpfung

Impfstoff und Zusatzstoffe

Abgetötete Viren der Typen I, II, und III nach Salk (Spritzimpfung, IPV) gezüchtet auf Affennierenzellkulturen oder in Vero-Zellen, Formaldehyd, Phenoxyethanol, Ethanol, Aminosäuren, Salze, Neomycin, Streptomycin, Polymyxin B, Phenolrot, Polysorbat 80, etc.

Schulmedizinische Impfempfehlungen

Siehe länderspezifische Empfehlungen und Impfpläne auf den Seiten 26 bis 32.

Impfreaktionen, Impfkomplikationen und Folgeschäden

Lokalreaktionen wie Rötung, Schwellung, Schmerzen, sowie Kopfschmerzen, Fieber, Krankheitsgefühl, allergische Reaktionen, Blutgefässentzündungen mit Blutaustritt, Blutgerinnungsstörung, Krampfanfälle, Gesichtsnervenlähmung, Gefühlsstörungen, anhaltendes schrilles Schreien, Gelenkerguss, etc. Dem *Arznei-telegramm* wurden im Zusammenhang mit der Spritzimpfung gegen Polio bisher folgende Nebenwirkungen gemeldet: eine Blutgefässerkrankung mit Blutaustritt, eine Blutgerinnungsstörung, zwei Krampfanfälle, eine Gesichtsnervenlähmung, mehrere Fälle von unklaren Schmerzzuständen und Gefühlsstörungen, zwei Fälle von anhaltendem schrillem Schreien sowie ein Fall von Gelenkerguss.[53] Der WHO-Beratungsausschuss erörterte die Beziehung zwischen akuter anhaltender Spinalparalyse und dem Polioimpfstoff über eine Zeit von zehn Jahren.[54]

Immunität

Ein Impfschutz ist nie nachgewiesen worden. Es erkranken bei Polioausbrüchen vermehrt die Geimpften. In Brasilien kam es in den Jahren 1990-93 zu mehreren Polioausbrüchen. Bei 1662 Personen traten polioähnliche Lähmungen auf. Kein einziger Fall von Wildviruspolio konnte gefunden werden. Ab dem 12.7.2000 wurden in der Dominikanischen Republik 45 Fälle von Polio gemeldet und vier Fälle auf Haiti. Nach Angaben der WHO handelte es sich um Geimpfte. Das Impfvirus habe sich, so die Erklärung, in den Geimpften in das Wildvirus zurückmutiert (zurückverwandelt).[55]

Besonderes

Die Impfung wird meist mit den Impfungen gegen Diphtherie, Wundstarrkrampf und Keuchhusten verabreicht.

Ab 1962 hat es bedeutend weniger Poliofälle gegeben. Von der Seite der Impfbefürworter wird dies immer als Zeichen der guten Wirksamkeit des Impfstoffes gewertet. In Wahrheit aber wurden bis zu diesem Datum laut der WHO-Definition alle krankheitsbedingten Lähmungen während zweier Untersuchungen, die mindestens 24 Stunden auseinanderliegen mussten, als Polio definiert. Es gab keine dazu notwendigen

---

53 Arznei-telegramm, 23.11.1999

54 WHO Consultative Group, Bull WHO; 60; 231-242

55 Bulletin des BAG, 18.12.2000

Laboruntersuchungen, ebenso waren keine Restsymptome erforderlich. Seit in Deutschland nun das neue Bundesseuchengesetz 1962 in Kraft trat, nimmt die WHO in ihrer Statistik nur die paralytische Form (Lähmungsform) der Polio auf. Es müssen jetzt Untersuchungen nach 10-20 und 50-70 Tagen durchgeführt werden. Nur die Patienten, die länger als 60 Tage Lähmungen haben, gehen in die Poliostatistik ein. Dadurch lässt sich der Anschein eines Rückganges der Fälle erwecken, was aber lediglich auf einem statistischen Trick beruht.

Hinweis

Der Schluckimpfstoff (OPV) wurde wegen der Gefahr der Ansteckung durch die Impfviren ab ca. 2000 in fast allen Ländern durch die Spritzimpfung (IPV) ersetzt. Durch den Spritzimpfstoff gegen Polio kann es nur noch selten zu Impfpoliofällen kommen. Zu der sogenannten Kontaktpolio, bei der das Umfeld des Geimpften hochgradig einer Ansteckung ausgesetzt war, kann es jetzt nicht mehr kommen, da es sich bei dem Impfstoff um abgetötete Viren handelt.

In England ist im Oktober 2000 der Polioimpfstoff der Firma Medeva zurückgezogen worden. Irland hat seine Verwendung auch vorsorglich eingestellt. Die Behörden teilten mit, dass Medeva unter Missachtung der seit 1989 bestehenden Anti-BSE-Massnahmen Bestandteile von Kälberföten verwendete. Ein Drittel aller Polioschluckimpfungen waren mit diesem Impfstoff verabreicht worden, d.h. ca. 35 Millionen Dosen.

Der beste Schutz vor einer schweren Polio-Erkrankung mit Folgeschäden kann allenfalls nebst einer Vollwerternährung eine homöopathische Konstitutionsbehandlung bieten.

Konsultieren Sie einen erfahrenen, klassisch arbeitenden Homöopathen.

Die Impfung verzögerte Poliorückgang

Nach Einführung der Polioimpfungen nahmen weltweit die Fälle von Polio markant zu, anstatt abzunehmen. Die Impfung hatte keinerlei Einfluss auf den Rückgang der Polio, wie der untenstehenden Grafik zu entnehmen ist.

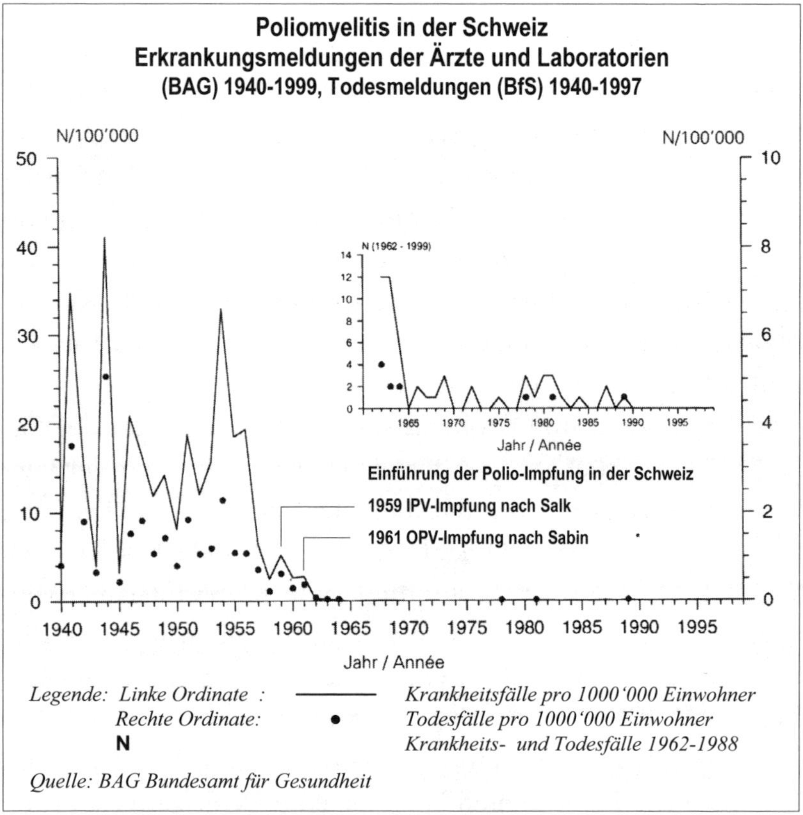

Bild 7

Auch ohne Impfung wäre die Polio von selber zurückgegangen.

2.6 Haemophilus influenzae Typ b (Hib)

Hib-Erkrankung

Krankheitsbild

Normalerweise verläuft die Krankheit als Erkältung, d.h. Halsschmerzen und Fieber kündigen sich an. Der Allgemeinzustand ist schlecht, die Kinder sind weinerlich und müde, verweigern die Nahrung, erbrechen eventuell. Dazu kommen im schlimmsten Fall Interesselosigkeit / Benommenheit, hohes Fieber, Nackensteife, Zuckungen/Krämpfe.

Erreger und Bedingungen

Hib-Bakterien (Haemophilus-influenzae Typ b, ein gramnegatives unbewegliches Stäbchenbakterium). Der Erreger hat als einziges Reservoir den Nasen-Rachenraum des Menschen. Sie sind häufig im Nasen-Rachenraum von gesunden Personen – bei 5-10 % – zu finden. Eine Infektion verläuft meistens harmlos und wird nicht als Hib-Infekt erkannt. Nur bereits z. B. durch Impfungen oder eine falsche Ernährung geschwächte Kinder im Vorschulalter (meist im Alter von 1-2 Jahren), können an einer Hirnhautentzündung oder auch an einer Kehlkopfdeckelentzündung (meist im Alter von 3-4 Jahren) erkranken. Bei Kindern, die sechs Monate voll gestillt werden, ist eine Hib-Erkrankung unwahrscheinlich.[56 57]

Inkubationszeit

Die Inkubationszeit beträgt nur wenige Tage, meist 2 bis 5. Hib tritt nicht epidemieartig auf, so dass Daten zur Inkubationszeit nur spärlich vorhanden sind.

---

56 Silfverdal, et al, Int J Epidemiol 1997 Apr., 26 (2):443-50

57 Aini K. Takala, et al, J. Pediatr. Vol 115, 1-6 1989

Behandlung

Bei entsprechender Behandlung im Anfangsstadium wird ein Fortschreiten der Erkrankung vermieden, Fussbäder und Darmreinigung nicht vergessen! Hib-Erkrankungen sind homöopathisch behandelbar. Konsultieren Sie einen (homöopathisch arbeitenden) Arzt (Meldepflicht). Bei fortgeschrittener Erkrankung ist Spitalpflege nötig. Hib-Erkrankungen sprechen auf Antibiotika gut an.

Siehe auch Kapitel 3.8, Massnahmen bei Unwohlsein, Erkältungen und Infekten.

Erkrankungshäufigkeit

1:30'000 leichte Erkrankungen ohne Beteiligung der Hirnhaut. In seltenen Fällen, d.h. bei geschwächten Kindern oder bei fehlender Anfangsbehandlung, kann es zur Hirnhaut- oder zur Kehlkopfdeckelentzündung kommen. Ca. 90 % aller Erkrankungen treten vor dem sechsten Geburtstag auf, ca. 75 % vor dem zweiten Geburtstag und ca. 50 % vor dem 1. Geburtstag.[58]

Bei Hib ist anhand von grossen Untersuchungen bekannt, dass im eigentlichen Sinne nur sogenannte Risikogruppen erkranken. Es gibt einen klaren Zusammenhang zwischen der Erkrankungshäufigkeit und den sozioökonomischen Verhältnissen in den Familien. Kinder, die in engen Wohnverhältnissen mit vielen Familienangehörigen leben, in dicht besiedelten Gebieten, ein geringes Einkommen haben sowie eine geringe Bildung haben, erkranken massiv häufiger an Hib.[59]

---

[58] Plotkin, Orenstein, Vaccines, W.B. Saunders Company, 3. Edition 1999
[59] Plotkin, Orenstein, ebenda

Risiken, Komplikationen und Folgeschäden

Lungenentzündung, Kehlkopfdeckelentzündung, Schädigungen des Zentralnervensystems (Entwicklungsstörungen, und/oder Gehör- und Sehschäden) bei ca. 10 % der Hib-Hirnhauterkrankten. Bei der Kehlkopfdeckelentzündung besteht Erstickungsgefahr.

Immunität nach Erkrankung

Nach einer Hib-Erkrankung besteht die Möglichkeit einer Zweiterkrankung. Es besteht also keine Immunität.

Besonderes

Für Säuglinge ist Muttermilch **die** ideale Ernährung. Erfahrungsgemäss wird der Organismus ab dem 5. Lebensjahr ohne starke Komplikationen mit der Erkrankung fertig. Das Risiko einer Hib-Erkrankung ist zwischen dem 6. bis 18. Lebensmonat am grössten.

Wir sollten uns nicht unnötige Angst vor dieser Erkrankung einjagen lassen. Die allermeisten Kinder machen sie lediglich als eine Art Erkältung meist über die Wintermonate durch. Wenn wir von einer Gehirnhautentzündung oder einer Kehlkopfdeckelentzündung sprechen, so handelt es sich hier immer um die Komplikation und nicht um die Krankheit selber. Das ist vergleichbar, wie wenn wir bei jeder Erkältung automatisch an einer Lungenentzündung erkrankten, was auch nicht der Fall ist.

Hib - Impfung

Impfstoff und Zusatzstoffe

Bestandteile des Hib - Erregers, gebunden an Giftstoffe von Diphtherie- oder Wundstarrkrampf (die sogenannten Konjugatimpfstoffe) und an quecksilberhaltige Substanzen (z.B. Thiomersal), Aluminiumhydroxid, Phenoxyethanol, etc.

Schulmedizinische Impfempfehlung

Siehe länderspezifische Empfehlungen und Impfpläne auf den Seiten 26 bis 32.

Impfreaktionen, Impfkomplikationen und Folgeschäden

Örtliche Reaktion: (Rötung, Schwellung, Schmerz), Reizbarkeit, ungewöhnliches schrilles Schreien, Fieber, Wundsein, Ausschläge, Appetitlosigkeit, Erbrechen, Durchfall, Mittelohrentzündung, Krampfanfälle, aufsteigenden Lähmungen bis hin zur Atemlähmung (GBS), allergische Reaktionen, Kopfschmerzen, Diabetes, Kollaps, Hib, Gehirnhautentzündung, Atemwegserkrankungen, Blutgerinnungsstörungen, neurologische Komplikationen wie Gefühlsstörungen, Lähmungen, Gehirnentzündung, plötzlicher Kindstod. Von Juni 1990 bis Ende 1993 sind dem Paul-Ehrlich-Institut in Deutschland allein 514 aufgetretene Nebenwirkungen nach der Hib-Impfung gemeldet worden.[60] Diese Zahlen sollten uns nachdenklich stimmen, ist doch die Gefahr eindeutig grösser einen Schaden durch die Impfung selber zu erleiden.

[60] Impfreaktionen, Impfkomplikationen, Günther Maass, Kilian Verlag 1995

Immunität

Da die Krankheit an sich keine Immunität verleiht, kann die Impfung auch keinen Schutz vor der Erkrankung bieten. In Deutschland erkrankten von Juli 1992 - Juni 1993 138 Kinder an Hib, davon waren 23,9 % geimpft. Von Juli 1993 - Juni 1994 erkrankten 83 Kinder, 30,1 % von ihnen waren geimpft. Von Juli 1994 - Juni 1995 gab es 62 Fälle von Hib, von denen 53,2 % geimpft waren.[62]

Besonderes

Diese Impfung wird meistens mit den Impfungen gegen Diphtherie, Starrkrampf und Keuchhusten verabreicht. Die Impfung schützt selbstverständlich auch nicht gegen Hirnhautentzündungen, welche durch andere Erreger verursacht werden.

Hib tritt vermehrt nach der Keuchhustenimpfung auf.[63] Der Impfstoff soll laut Hersteller nur gegen die Erregerausbreitung, z. B. in das Gehirn „schützen", nicht aber gegen Ohren- und Nebenhöhlenentzündungen.[64] Die Hib-Impfung wurde in Deutschland, Österreich und der Schweiz 1990 eingeführt. Seit Einführung der Hib-Impfung vermehren sich die schweren Erkrankungen mit anderen Erregern, vor allem Pneumokokken.[65] Die Gesamthäufigkeit an bakteriellen Hirnhautentzündungen hat kaum abgenommen.[66, 67] Das italienische Gesundheitsministerium hat einen der in Italien zugelassenen Hib-

[62] Kries von, et al., Monatssch Kinderheilkd 1997, 145: 136-143
[63] Michaels, 1971, N Eng J Med 285 (12) 660-663
[64] Quast, Thilo, Fescharek, Impfreaktionen, Hippokrates 1993, S. 55
[65] Ekdahl et al., J Infect Dis 1998, 30(3): 257-262
[66] Weber, T., in Impfen, Routine oder Individualisation, Bern 1999
[67] Müschenborn-Koglin et al., Pädiatrie hautnah 2000, 1: 8-12

Impfstoffe der Firma Lederle zurückgezogen, weil in den Nährböden für die Impfstoffherstellung eine Herz-Hirn-Infusion von Rindern enthalten ist. Wegen des Risikos einer BSE-Übertragung wurde dieser im Januar 1997 vom Markt genommen.[68]

Schweden hatte 1979 die Keuchhustenimpfung unterbrochen, um Untersuchungen in die Wege zu leiten, betreffend Wirksamkeit und Nebenwirkungen. Die Untersuchungen wurden abgebrochen, und die Keuchhustenimpfung wurde nicht eingeführt, da von 2800 Kindern 11 invasive Krankheiten (invasiv: in den Körper eindringende Erreger, meist Bakterien wie bei Hib) bekamen und 4 Kinder starben. In der Kontrollgruppe verstarb kein Kind und auch keines hatte eine invasive Krankheit. Der Häufigkeitsgipfel invasiver Erkrankungen bei Kindern zwischen dem 6. und dem 11. Lebensmonat, der sich nach zwei oder drei DPT-Impfungen ergibt, wird von unseren Medizinern als normal angesehen und auch nicht bestritten. Neueste Untersuchungen jedenfalls bestätigen die These, das wir uns durch die Massenimpfungen gegen DPT vermutlich vermehrt Hib-Fälle eingehandelt haben.

Von unseren Gesundheitsbehörden wird uns immer vorgerechnet, wie viele Hib-Fälle dank der Impfung verhindert worden seien. Woher diese Zahlen stammen ist unbekannt, da kein Land ein Meldesystem für Hib-Fälle vor Einführung der Impfung 1990 hatte.

---

[68] Deutsches Ärzteblatt 1997, 94(7): 336

2.7 Masern

Masernerkrankung

Krankheitsbild

Die sogenannte Kinderkrankheit beginnt mit Husten, Schnupfen und Fieber. Mit einem zweiten Fieberschub am 2. oder 3. Krankheitstag tritt der typische Masernausschlag am ganzen Körper, inkl. Gesicht, auf. Die Haut ist wolkig, rot-blau marmoriert. Die Augen entzünden sich. Das Kind ist lichtempfindlich. Masernkranke fühlen sich richtig krank, alles tut weh. Sie haben das Bedürfnis, im Bett zu bleiben. Der Hautausschlag kann bis zu 2 Wochen sichtbar sein. Die Haut beginnt sich dann langsam in feinen Schuppen zu lösen.

Erreger und Bedingungen

Masernvirus (Morbillivirus). Die Ansteckung erfolgt von Mensch zu Mensch über Tröpfcheninfektion. Nicht jedes Kind mit Ansteckungsmöglichkeit bekommt Masern. Ausschlaggebend ist der Allgemeinzustand. Eine Ansteckung wird begünstigt, wenn der Blutzuckerspiegel schnell unter die Norm abfällt. Dies geschieht nach dem Genuss von raffinierten Kohlenhydraten (Auszugsmehl und alle Fabrikzuckerarten und deren Produkte)[69]. Die Masern sind bis zum Abklingen des Fiebers ansteckend.

Inkubationszeit

Die Inkubationszeit beträgt 10 bis 14 Tage. In der Inkubationszeit sind die Angesteckten meist müde, haben weniger Ap-

---

[69] Sandler, B.P., American Journal of Pathology, Vol. 17, p. 69, 1941

petit und sind weniger lebensfreudig. Die Übertragbarkeit ist sehr hoch, sie erfolgt ab dem 9. Tag der Ansteckung bis zum 4. Tag nach Ausschlagsbeginn.

Behandlung

Bettruhe/Bettwärme im abgedunkelten Zimmer sind unerlässlich. Fussbäder und Darmreinigung nicht vergessen! Gegen Husten werden warme Brustwickel angewendet, der Schnupfen löst sich durch Dämpfe und einträufeln von physiologischer Kochsalzlösung (1 gestrichener Teelöffel Salz in ½ l Wasser auflösen) in die Nase mehrmals täglich. Entzündete Augen erfahren durch kalte Umschläge Linderung. Um Komplikationen zu vermeiden, muss das Kind 2 bis 3 Tage fieberfrei sein, bevor es wieder ausser Haus geht. Bei schwerem Krankheitsverlauf sollten die Masern zusätzlich homöopathisch behandelt werden. Konsultieren Sie einen erfahrenen, klassisch arbeitenden Homöopathen.

Eine chemische Fiebersenkung muss auf alle Fälle vermieden werden. In Ghana (Afrika) ging die Sterblichkeit nach Masern ganz zurück, nachdem einzig und allein auf fiebersenkende Mittel verzichtet wurde.[70] Siehe auch Kapitel 3.8, Massnahmen bei Unwohlsein, Erkältungen und Infekten.

Erkrankungshäufigkeit

Noch vor rund 10 Jahren wurde Wert darauf gelegt, dass die Kinder im Vorschulalter an Masern erkrankten. Wegen den Massenimpfungen wird die Ansteckungsmöglichkeit und Erkrankung im Kindesalter verringert. Somit können Masern

---

[70] Witsenburg, Masernsterblichkeit und Therapie, Der Merkurstab, Stuttgart 1975

ins Jugend- und Erwachsenenalter verschoben werden. Der Krankheitsverlauf ist dann erfahrungsgemäss schwerer (siehe Seite 96, *Erkrankungshäufigkeit*).

Risiken, Komplikationen und Folgeschäden

Eine Entzündung im Kehlkopf kann zu kruppähnlichen Anfällen führen. Es können Mittelohrentzündung, Lungenentzündung, Fieberkrämpfe, Hirn(haut)entzündung und deren Folgeschäden auftreten. Hirnhautentzündungen nach Masern treten bei ca. 1:10'000 bis 1:15'000 Kindern auf.[71] Ca. sieben Jahren nach einer Masernerkrankung kann es zu einer SSPE (subakute sklerosierende Panenzephalitis) kommen. Diese Krankheit verläuft immer tödlich. Sie tritt auch als Nebenwirkung der Impfung auf. Bei einer Kombination von Vitamin A-Mangel und Keratitis (Augenhornhautentzündung) kann es zu einem schweren Masernverlauf kommen, bis zur Erblindung des Patienten. Die Autoren der Studie rieten den behandelnden Ärzten, an schweren Masern erkrankten Kindern unter zwei Jahren Vitamin A zu geben.[72] Bei Einhalten der empfohlenen Behandlung sind Komplikationen unwahrscheinlich.

Immunität nach Erkrankung

Lebenslange Schutzwirkung. Die Schutzwirkung wird von der Mutter, die echte Masern gehabt hat, während der Schwangerschaft auf das Kind übertragen. Dieser Schutz hält ca. 6 bis 12 Monate an.

---

71 Drs Glöckler, Goebel, Kindersprechstunde, Verlag Urachhaus, 1998
72 Gilbert et al, O Epid, 1995

Besonderes

Masern gehören zu den klassischen Kinderkrankheiten. Sie fördern die Entwicklung und Reifung des Kindes. Das kindliche Immunsystem wird angeregt, das Kind wird allgemein widerstandsfähiger. Die Erfahrung zeigt, dass Kinder selbständiger werden. Stottern und Bettnässen usw., können verschwinden und sogenannte allergische Krankheiten ausheilen.[73] Chronische Krankheiten klingen oft nach durchgemachten Masern ab, so z. B. Schuppenflechte oder das nephrotische Syndrom (chronische Nierenerkrankung).[74] Bis in die sechziger Jahre wurden in Basel (CH) im Kinderspital Kinder mit dem nephrotischen Syndrom mit Absicht mit Masern angesteckt, weil sie nach der durchgemachten Krankheit von der Nierenerkrankung geheilt waren.

Nach durchgemachten Masern sinkt die Häufigkeit der ärztlichen Behandlung für infektanfällige Kinder deutlich.[75] Kinder in der Dritten Welt neigen nach einer Masernerkrankung weniger zu Parasitenbefall und Malaria.[76]

Das Durchmachen von Kinderkrankheiten, besonders von Masern, Mumps und Röteln, ergibt im späteren Leben ein vermindertes Krebsrisiko, einschliesslich Brustkrebs. Bei Masernpatienten sinkt es auf weniger als die Hälfte.[77] Masern verringern das Risiko, im späteren Leben an Allergien zu erkranken.[78, 79] Heuschnupfen ist bei Kindern, die ältere Geschwister

---

[73] Drs Bühler, Wolff, Soziale Hygiene, Merkblatt 114

[74] Chakravati V., Annals of Tropical Paediatrics, 1986, 6: 293-294

[75] Kummer, Der Merkurstab 1992, 3: 180-189

[76] Rooth I., Lancet 1985, 1(8419): 1-4

[77] Albonico H.-U., Med Hypotheses, 1998, 51(4): 315-320

[78] Paunio M., JAMA 2000, 283: 343-346

[79] Shaheen, S.O., Lancet 1996, 347: 1792-1796

haben und Masern durchgemacht haben, seltener als bei solchen, die gegen Masern geimpft wurden.[80] Auch eine multiple Sklerose ist bei Menschen mit durchgemachten Masern viel niedriger.[81]

Eine grossangelegte Studie zeigte auf, dass eine durchgemachte Masernerkrankung vor dem Auftreten verschiedener anderer Erkrankungen schützen kann, so z. B. Erkrankungen des Immunsystems, der Haut und Hautanhanggebilde, vor degenerativen Knochen- und Knorpelerkrankungen und vor Tumorerkrankungen. Es zeigte sich in dieser Studie, das für diesen Schutz der Masernausschlag von grosser Bedeutung war.[82] Von daher darf man auf keinen Fall versuchen, den Ausschlag oder das Fieber zu unterdrücken. Anthroposophische Ärzte sagen, dass bei Kinderkrankheiten eine eigentliche Umschmelzung vom körpereigenen Eiweiss stattfindet. Deshalb auch das hohe Fieber und der Ausschlag. Wenn dieser Prozess abrupt unterbrochen wird, treten unweigerlich Komplikationen auf.

Eine Ansteckung im Kindesalter ist erwünscht.

Hinweis

Für die Ansteckung sowie für den Krankheitsverlauf spielt die Ernährung eine zentrale Rolle. Für Säuglinge ist Muttermilch **die** ideale Ernährung.

---

[80] Lewis, et al., Clin Exp Allergy 1998, 28(12): 1493-1500
[81] Kesselring, Schweiz. Med. Wochenschrift 1990
[82] Ronne T., Lancet 1995, 1(8149):1-4

Masernimpfung

Impfstoff und Zusatzstoffe

Vermehrungsfähige, abgeschwächte Masernviren, auf befruchteten Hühnereiern oder menschlichen Krebszellen gezüchtet. Der Impfstoff enthält Spuren von Hühnereiweiss und Antibiotikum, Humanalbumin, Phenolrot, Glutamat, Sorbitol, Dextran 70, Purine, Pyrimidine, Salze, Polysorbat 80, Cholesterin, Vitamine, Gelatine, etc.

Schulmedizinische Impfempfehlung

Siehe länderspezifische Empfehlungen und Impfpläne auf den Seiten 26 bis 32.

Impfreaktionen, Impfkomplikationen und Folgeschäden

Da die Impfung meist kombiniert mit Mumps und Röteln (MMR) verabreicht wird, ist es ungewiss, was welcher Impfstoff auslöst. Der Masernimpfung werden subklinische bis leichte Masern meist vom 5. bis 12. Tag nach der Impfung, Lokalreaktionen wie Schmerz, Rötung und Schwellung, Kopfschmerzen, vermehrte Blutungsbereitschaft, Fieber, Fieberkrämpfe, aufsteigende Lähmungen bis hin zur Atemlähmung (GBS), Thrombozytopenien, Mittelohrentzündung, Entzündung des Sehnervs, Gangunsicherheit (Ataxie), transverse Myelitis, Autoimmunkrankheiten wie chronisch-entzündliche Darmerkrankungen (Morbus Crohn), Enzephalopathie und deren Folgeschäden zugeschrieben, sogar Todesfälle. In den USA, England und Australien werden Zusammenhänge zwischen der Masernimpfung und Autismus untersucht, da seit Beginn dieser Impfung die Autismusrate markant ansteigt. [83, 84, 85]

Eine SSPE (subklinische sklerosierende Panenzephalitis = Zerstörung des Gehirns) kann auch als Nebenwirkung auftreten. In England gibt es 22 anerkannte SSPE-Fälle nach der Masernimpfung.[86] Dort trat auch der erste SSPE-Fall nach einer Masernimpfung auf, das Kind starb 18 Monate nach der Impfung. Die Häufigkeit der SSPE ging seit Einführung der Masernimpfung zurück. Der Anteil der SSPE als Impffolge steigt jedoch mit einer kürzeren Inkubationszeit, an.[87]

Immunität

Trotz Impfungen sind Masern-Erkrankungen bekannt. In den „durchgeimpften" USA und in Gambia treten Masernepidemien in schwerer Form trotzdem immer wieder auf.[88] In Gambia galten sie zudem als ausgerottet, bevor sie als Massenepidemien mit schweren Schäden und Todesfolgen wiederkamen.[89] In den USA stieg die Sterblichkeit durch Masern nach Beginn der Massenimpfungen um das Zehnfache an.[90] Auch zweimal geimpfte Kinder erkranken.[91]

Besonderes

Die Impfung wird meistens mit den Impfungen gegen Mumps und Röteln (MMR - Impfungen) kombiniert, kann

[83] Wakefield, Lancet 1998, 351(9103): 637-641
[84] Singh et al., Brain, Behaviour and Immunity 1993, 7:97-103
[85] Vijendra K., Autism-Present Challenges, 1999
[86] Jabbour, J.T., J Am Med Ass 1972, 220: 959-962
[87] Dyken at al., Pediatric Neurology 1989, 5: 339-341
[88] Paediatrics, 1972, 50:712
[89] Williams, P., Hull, H., Status of Measles in Gambia 1981; Reviews of Infections dieases 1983; 5/3:391
[90] NVAC, JAMA 1991, 266(11):1547-1552
[91] Black et al., Bull WHO; 62(92): 315-319

aber auch einzeln verabreicht werden. Lebendimpfstoffe sollten nur einzeln verabreicht werden, siehe hierzu auch unter *Hinweise* auf Seite 83. Lebendimpfungen, wie die Masernimpfung dürfen auf keinen Fall während der Schwangerschaft und der Stillzeit verabreicht werden. Geimpfte Mütter geben ihren werdenden Kindern in der Schwangerschaft keinen Masernschutz mit.

Die Weltgesundheitsorganisation WHO hat sich zum Ziel gesetzt, Masern und Röteln bis ins Jahr 2005 weltweit auszurotten. In fast allen industrialisierten Ländern wird das Massenimpfprogramm durch die offiziellen Gesundheitsbehörden unterstützt. Eine Untersuchung in Bayern ergab, dass innerhalb von 11 Jahren die Abnahme der Masernhirnhautentzündungen als Folge der Impfungen durch die Zunahme von anderen Gehirnhautentzündungen weit mehr als ausgeglichen wurde, so dass die Gesamtzahl der gemeldeten Gehirnentzündungen leider zugenommen hat.[92] Eine Ärztegruppe für differenzierte Impfungen (ca. 500 Schweizer und 100 deutsche Ärzte) beobachtet die MMR-Impfentwicklung in der Schweiz. Sie unterstützt die vom BAG empfohlenen Massenimpfungen gegen MMR und Hepatitis B bei den 11 bis fünfzehnjährigen Jugendlichen nicht.

Hinweis

Geimpfte Kinder erkranken meist an atypischen Masern. Normalerweise beginnt der Ausschlag hinter den Ohren und wandert von dort über den gesamten Körper. Richtige Masern verlaufen nach der Hering'schen Regel: Von oben nach unten, von innen nach aussen. Bei den atypischen Masern aber

---

92 Windorfer, Grüneweg, Bundesgesundheitsblatt 3, S. 87, 1993

bekommen die Kinder einen petechialen Ausschlag (kleine punktförmige Kapillarblutungen), der zuerst an den Extremitäten, also an Handflächen und Füssen auftritt, dann am ganzen Körper. Der Ausschlag kommt nicht richtig zum „blühen" und meist schlägt er wieder zurück nach innen. Die Geimpften können das Masernimpfvirus bis zu zwei Wochen nach der Impfung ausscheiden und so andere anstecken.[93] Masern durch ein Impfvirus verursacht, haben aber nicht die gleiche gesundende Wirkung auf den Organismus wie die Ansteckung mit dem Masernwildvirus.

Besonders Menschen mit Krankheiten des Immunsystems sind hier gefährdet. Der beste Schutz vor einer schweren Masernerkrankung mit Folgeschäden kann allenfalls eine homöopathische Konstitutionsbehandlung bieten. Konsultieren Sie einen erfahrenen, klassisch arbeitenden Homöopathen.

Bei einer SSPE ist bekannt, dass vor allem Kinder gefährdet sind, die Masern mit anderen Viruserkrankungen zusammen haben. Und bei einer Morbus-Crohn-Erkrankung ist erwiesen, dass Säuglinge, die in den ersten Lebenswochen Kontakt mit dem Masernvirus hatten, im späteren Leben einem erhöhten Risiko unterliegen, an Morbus Crohn zu erkranken.[94] Dies bedeutet für unsere Kinder, dass wir sie durch die vielen Lebendimpfungen in einem frühen Lebensalter empfänglicher für spätere verheerende Krankheiten machen.

Warum nehmen die Masern ab?

In der Dritten Welt gibt es scheinbar seit 1990 Durchimp-

---

[93] Miller C., BMJ1987, 295(6589): 22-24

[94] Ebkom et al, Archiv ges Virusforsch 1965

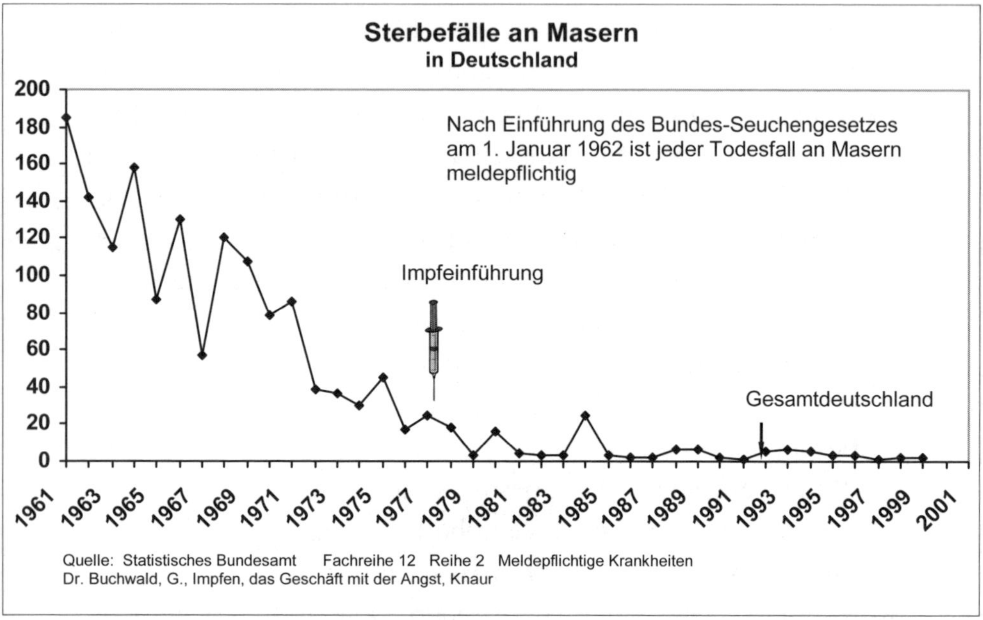

Bild 8
Mehr als deutlich zeigt diese Graphik, dass die Todesfälle lange vor Einführung der Masern-Impfung am Abnehmen waren. Nach Einführung der Impfung wurde dieser Abwärtstrend sogar unterbrochen und die Zahl der Todesfälle stieg wieder an.

fungsraten von über 80 %. Es wäre wichtiger, in diesen Ländern etwas gegen den Hunger zu unternehmen, Brunnen zu graben und Kriege zu beenden. Dann wären Infektionskrankheiten, so wie bei uns, nicht mehr nennenswert. Als bei uns in Mitteleuropa Hunger und Krieg herrschten, sind auch hier die Menschen noch an Masern gestorben.

Seit 1996 möchte die WHO die Masern weltweit ausrotten. Sie wird von fast allen Regierungen der Welt in ihrem Bestreben unterstützt. In Deutschland ist seit dem 1.1.2001 das neue Infektionsschutzgesetz in Kraft. Es sieht unter anderem vor, in Fällen von Epidemien Zwangsimpfungen gegen Masern durchzuführen. Die Grundlage dazu bietet ein Meldesystem von Masern. Sie wird ergänzt durch ein Meldesystem der „Arbeitsgemeinschaft Masern. Als Paten für diese „Arbeitsgemeinschaft Masern“ AGM, standen die drei grossen Impfstoffhersteller SmithKline Beecham, Pasteur Mérieux MSD und Chiron Behring gemeinsam mit dem Robert-Koch-Institut und dem Deutschen Grünen Kreuz (DGK).

Dr. Redd sagte aus, dass das Masernvirus einen evolutionären Drift in den letzten 40 Jahren vollzogen hat, so dass es bedingt dadurch nicht mehr zu den schlimmen Epidemien der letzten Jahrhunderte kommen kann *(Vaccines, 3rd, Edit, S. 225).* Eine andere Erklärung, warum Masern, auch ohne die Masernimpfungen verschwinden, könnte folgender sein: Masern sind eigentlich von Natur aus - so wie alle Kinderkrankheiten - dazu gedacht, den Körper unserer Kinder von Veranlagungen, Neigungen, ja Fremdstoffen zu reinigen, so dass er dank der Krankheit ein gesundes Erwachsenenleben führen kann. Diese Krankheiten sind jahrhundertelang meist im Vorschulalter aufgetreten. Früher sind die Menschen noch natürlich aufgewachsen, ohne allzu grosse Manipulationen an ihrem Organismus. Heute sieht das völlig anders aus. Kaum hat das kleine Wesen das Licht dieser Welt erblickt, so wird es mit einer Vitamin K-Gabe beglückt. Vor noch nicht allzu langer Zeit kamen zur Begrüssung auch noch die Silbernitrattropfen in die Augen, sowie eine Tbc-Impfung dazu. Verlief die Geburt normal, kommt das kleine Lebewesen noch recht glimpflich davon. Ansonsten gab es auch hier schon Medikamente, und bald kommen die ersten Impfungen dazu. Der Organismus eines solchen Kindes kann sich doch nicht mehr in seiner von der Natur gedachten Normalität entwickeln.

2.8 Mumps (Ziegenpeter)

Mumpserkrankung

Krankheitsbild

Mumps ist eine harmlose, sogenannte Kinderkrankheit. Bei Krankheitsausbruch entzünden sich die Speicheldrüsen, besonders die Ohrspeicheldrüsen. Charakteristisch sind, bedingt durch die Vergrösserung der Drüsen, die abstehenden Ohrläppchen. Die Entzündung kann gleichzeitig an beiden Ohrspeicheldrüsen oder nur auf einer Seite, allenfalls später auf der anderen Seite, auftreten. Mumpskranke haben Fieber, evtl. verbunden mit Kopf- und Gliederschmerzen.

Die Beschwerden dauern in der Regel 3 bis 7 Tage. Bei etwa 20 % der Infizierten verläuft die Krankheit unbemerkt als sogenannte „stille Feiung". Etwa 40-50 % entwickeln lediglich leichte grippale Symptome. Und nur etwa 30 % der Infizierten erkranken mit der klassischen Speicheldrüsenentzündung.[95]

Erreger und Bedingungen

Mumpsvirus (Paramyxovirus). Die Ansteckung erfolgt von Mensch zu Mensch über Tröpfcheninfektion. Nicht jedes Kind mit Ansteckungsmöglichkeit bekommt Mumps. Ausschlaggebend ist der Allgemeinzustand. Eine Ansteckung wird begünstigt, wenn der Blutzuckerspiegel schnell unter die Norm abfällt. Dies geschieht nach dem Genuss von raffinierten Kohlenhydraten (Auszugsmehl und alle Fabrikzuckerarten und deren Produkte).[96] Der Mumps ist bis ca. 7 Tage vor dem An-

[95] CDC, Centers for Disease Control: Mumps, 2000

[96] Sandler, B.P., American Journal of Pathology, Vol. 17, p. 69, 1941

schwellen der Drüsen und bis ca. 9 Tage nach Ausbruch der Krankheit ansteckend.

Inkubationszeit

Die Inkubationszeit beträgt in der Regel 14 - 21 Tage. In der Inkubationszeit sind die Angesteckten meist müde, haben weniger Appetit und sind vermindert lebensfreudig.

Behandlung

Die Ohr- und Halspartie soll warm gehalten werden. Warme Auflagen auf die geschwollenen Ohrpartien wirken lindernd und heilend. Wegen Kauschwierigkeiten soll die Nahrung in flüssiger oder breiiger Form gegeben werden. Fussbäder nicht vergessen. Bettruhe ist unerlässlich. Um Komplikationen zu vermeiden, soll das Kind 2 bis 3 Tage fieberfrei sein, bevor es wieder ausser Haus geht. Bei schwerem Krankheitsverlauf kann der Mumps zusätzlich homöopathisch behandelt werden. Konsultieren Sie einen erfahrenen, klassisch arbeitenden Homöopathen. Siehe auch Kapitel 3.8, Massnahmen bei Unwohlsein, Erkältungen und Infekten.

Erkrankungshäufigkeit

Nur rund die Hälfte der Angesteckten erkrankt sichtbar an Mumps. Wegen den Massenimpfungen wird die Ansteckungsmöglichkeit im Kindesalter verringert. Somit kann Mumps ins Jugend- und Erwachsenenalter verschoben werden. Der Krankheitsverlauf ist dann erfahrungsgemäss schwerer *(siehe S. 96, Erkrankungshäufigkeit)*

Risiken, Komplikationen und Folgeschäden

Schwere Komplikationen sind sehr selten. Es können auftreten: Mittelohrentzündung, Bauchspeicheldrüsenentzündung, Hodenentzündung, selten beidseitig. Zeugungsunfähigkeit nach Mumps ist nicht nachgewiesen.[97] Eine milde Gehirnhautentzündung (Meningitis) kann am zweiten bis fünften Krankheitstag ausbrechen, sie heilt spontan ab.[98] Betroffen von schweren Verläufen sind vor allem Erwachsene im Alter über 20 Jahren.[99] Die schwerwiegendste Folge von Mumps ist ein bleibender, meist einseitiger Hörverlust durch Entzündung eines Hörnervs. Man rechnet mit 0,5-5:100'000 Mumpsfällen.[100, 101] Bei Einhalten der empfohlenen Behandlung sind Komplikationen unwahrscheinlich.

Immunität nach Erkrankung

Meistens lebenslang; eine Zweitinfektion ist in ca. 1% möglich. Die Schutzwirkung wird von der Mutter, die echten Mumps gehabt hat, während der Schwangerschaft auf das Kind übertragen. Der Schutz hält etwa 6 bis 12 Monate an.

Besonderes

Mumps gehört zu den Kinderkrankheiten. Er fördert die Entwicklung und Reifung des Kindes. Das kindliche Immunsystem wird angeregt und das Kind wird allgemein widerstandsfähiger. Die Erfahrung zeigt, dass Kinder selbständiger

---

97 BAG „blauer Infektionsordner" siehe Mumps
98 Zimmermann H.-P. et al, Soz Präventivmed 1995, 40(2):90-92
99 Phillips C., W.B. Saunders 1992: 808-810
100 Vuori et al., Acta otolar 1962, 55: 231-236
101 CDC, MMWR 1989, 38(22): 388-392, 397-400

werden. In Deutschland liegen Zahlen vor, die belegen, dass in den sechziger Jahren 90 % der Bevölkerung bis zum 15. Lebensjahr die Krankheit bereits durchgemacht hatten. Der Erkrankungsgipfel lag vor Einführung der Impfung im vierten bis sechsten Lebensjahr. Nach einer durchgestandenen Mumpserkrankung verringert sich für Frauen deutlich das Risiko, im späteren Leben an Eierstockkrebs zu erkranken.[102] [103] Auch andere Krebsarten sind nach einer Mumpserkrankung seltener.[104] Mumps in der Kindheit senkt ausserdem die Wahrscheinlichkeit, im späteren Leben an multipler Sklerose zu erkranken.[105] Es ist wünschenswert, den Kindern eine Ansteckungsmöglichkeit zu bieten.

Hinweis

Für die Ansteckung sowie für den Krankheitsverlauf spielt die Ernährung eine zentrale Rolle. Für Säuglinge ist Muttermilch **die** ideale Ernährung.

---

[102] West R., Cancer 1966, 19: 1001-1007
[103] Newhouse et al., Br J prev Soc Med 1977, 31: 148-153
[104] Albonico H.-U., Med Hypotheses 1998, 51(4): 315-320
[105] Kesselring J., Schweiz Med Wochenschr 1990, 120: 1083-1090

Mumpsimpfung

Impfstoff und Zusatzstoffe

Vermehrungsfähige, abgeschwächte Viren, auf befruchteten Hühnereiern oder menschlichen Krebszellen gezüchtet. Der Impfstoff enthält Spuren von Hühnereiweiss und Antibiotika, Humanalbumin, Sorbitol, Zucker, Salze, Peptide, hydrolisierte Gelatine, etc.

Schulmedizinische Impfempfehlungen

Siehe länderspezifische Empfehlungen und Impfpläne auf den Seiten 26 bis 32.

Impfreaktionen, Impfkomplikationen und Folgeschäden

Da die Impfung meist kombiniert mit Masern und Röteln (MMR) verabreicht wird, ist es ungewiss, was welcher Impfstoff auslöst. Der Mumpsimpfung zugeschrieben werden Fieber/Fieberkrämpfe, eine mumpsähnliche Erkrankung (so nennt man Mumps bei Geimpften!), schmerzhafte Hodenschwellungen, Gangunsicherheiten (Ataxie), Thrombozytopenien, Störungen der Blutgerinnung, ein durch Entzündung bedingter Austritt von Flüssigkeit und Zellen aus den Blut- und Lymphgefässen (Erythema exsudativum multiforme), Meningo-Enzephalitis, Rückenmarksentzündung, Nervenentzündung, Bauchspeicheldrüsenentzündung, Taubheit durch Gehörnervenschädigung, aufsteigende Lähmungen bis hin zur Atemlähmung (Guillain-Barré-Syndrom). Mumpsimpfstoffe sind nach Angaben der WHO die häufigsten medikamentösen Auslöser von Ohrspeicheldrüsenentzündungen. Nach diversen seriösen Studienangaben treten sie bei jedem zwanzigsten gegen Mumps geimpften innerhalb von zwei Wochen nach der Impfung auf.[106] Zahlreiche Studien aus England, USA und Finnland belegen, dass die MMR-Impfung zu Diabetes führen kann.[107, 108, 109] In Deutschland sind mehrere Fälle von Diabetes nach einer Mumpsimpfung als Impfschaden anerkannt worden. [110]

Immunität

Eine Immunität konnte nach einer Mumpsimpfung nie nachgewiesen werden. Bei einer Mumpsepidemie in Altstätten (CH) erkrankten 1994 rund 25% der Geimpften.[111] Bei der schweizerischen Mumpsepidemie 1999/2000 waren 75 % der Erkrankten vorschriftsmässig gegen Mumps geimpft. Laut Angaben des Bundesamtes für Gesundheit (BAG) treten 72 - 92 % der Mumpserkrankungen bei Geimpften auf.[112] [113]

Besonderes

Die Mumpsimpfung wird meistens mit den Impfungen gegen Masern und Röteln (MMR-Impfungen) kombiniert, kann aber auch einzeln verabreicht werden. Lebendimpfstoffe sollten nur einzeln verabreicht werden, siehe hierzu auch unter *Hinweise* auf Seite 83.

Lebendimpfungen, wie die Mumpsimpfung dürfen auf kei-

---

106 Arznei-telegramm 1994, 11:109
107 Barr et al., Fact Sheets Measles, 1998
108 Hyoti et al., Diabetologia 1993, 36(12): 1303-1308
109 CDC, Autoren: Mullen, et al, 1991, 16:389
110 Ehrengut W., Klinische Virologie, Verlag Urban, München 1986
111 L. Rützler, PAEDIATRICA, Vo. 5., Nr. 3, S. 30, 1994
112 BAG Bulletin, 29. März 1993
113 BAG-Bulletin, 1. Januar 2000

nen Fall während der Schwangerschaft und der Stillzeit verabreicht werden. Geimpfte Mütter geben ihren werdenden Kindern in der Schwangerschaft keinen Mumpsschutz mit.

Gray und Burns wiesen nach, dass Hirnhautentzündung von Mumps nur durch das Impfvirus, nicht aber durch das Wildvirus ausgelöst werden kann.[114] Die Anzahl der Mumpskomplikationen ist durch die Massenimpfung nicht gesunken, sondern in etwa gleich geblieben.[115] Das Mumpsimpfvirus kann man aus dem Speichel von Geimpften anzüchten, d.h. Geimpfte sind für andere ansteckend.[116, 117] Mumps durch ein Impfvirus verursacht hat aber nicht die gleiche gesundende Wirkung auf den Organismus wie die Ansteckung mit dem Mumpswildvirus.

Eine Ärztegruppe für differenzierte Impfungen (ca. 500 Schweizer und 100 deutsche Ärzte) beobachtet die MMR-Impfentwicklung in der Schweiz. Sie unterstützt die vom BAG empfohlenen Massenimpfungen gegen MMR und Hepatitis B bei den 11 bis fünfzehnjährigen Jugendlichen nicht.

Hinweis

Der beste Schutz vor einer schweren Mumpserkrankung mit Folgeschäden kann allenfalls eine homöopathische Konstitutionsbehandlung bieten. Konsultieren Sie einen erfahrenen, klassisch arbeitenden Homöopathen.

---

114 Gray und Burns 1989, Lancet 2, 1989
115 Gugelmann R., Soz Praventivmed 1995, 40(2): 124-127
116 Quast Ute, Impfkomplikationen, Hippokrates Verlag 1997
117 Sawada et al., Lancet, 1993, 342 (8867): 371

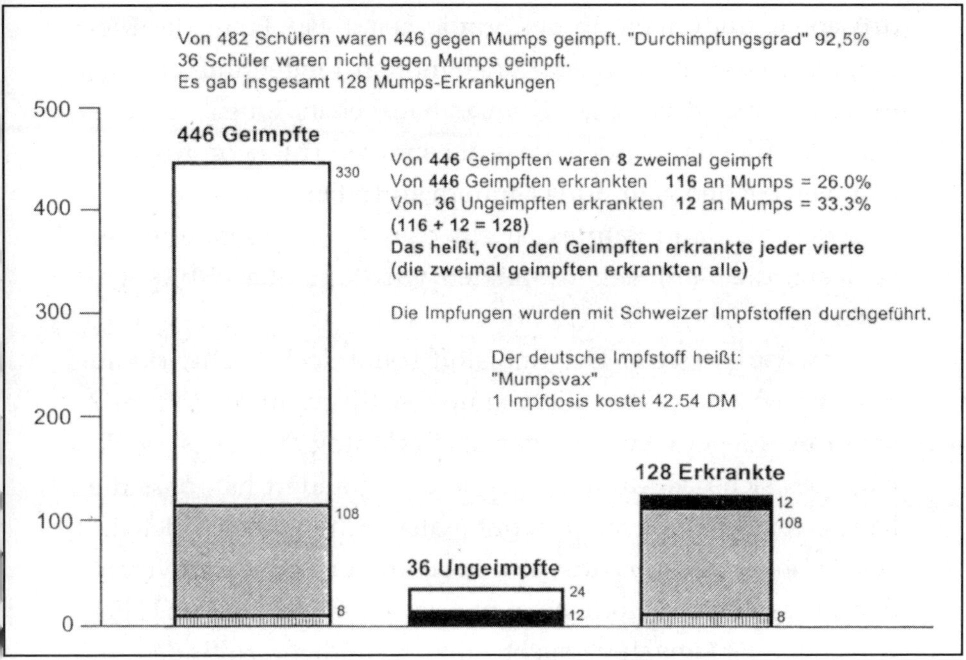

Bild 9
Mumpsepidemie von 1992/1993 in Altstätten SG, Schweiz.
Quelle: L. Rützler: PAEDIATRICA, Vol. 5., Nr. 3., S. 30 (1994)

Mumpsepidemien in der Schweiz

Eine kleinere Epidemie ereignete sich 1992/1993 *(Bild 9).* In zwei Schulen waren 446 Schüler geimpft gegen Mumps, 36 waren ungeimpft. Unter den Geimpften waren acht Schüler die zweimal gegen Mumps geimpft waren. Es erkrankten 128 Schüler, davon waren 116 geimpfte und 12 ungeimpfte. Die acht zweimal Geimpften erkrankten alle an Mumps. Der Autor der Studie selber behandelte in seiner Praxis 144 an Mumps erkrankte Kinder, 120 geimpfte und 24 ungeimpfte. Sieben Komplikationen traten auf, davon drei Hodenentzündungen, zwei Gehirnhautentzündungen und 2 Bauchspeicheldrüsenentzündungen. In der Studie heisst es: „Einer der Meningitis-Fälle trat bei einem ungeimpften Jungen auf und erforderte eine dreitägige Krankenhausbehandlung." Daraus kann geschlossen werden, dass die anderen Fälle von Komplikationen bei den geimpften Kindern auftraten.

1994-1995 dann kam es zu einer grossen Epidemie in der Schweiz, die Zahl der Erkrankten wird auf über 50'000 geschätzt.

Was war passiert? Der Impfstoff sollte doch hochwirksam sein, wieso erkrankten die Geimpften trotzdem an Mumps? Dr. Franz Riegel vom BAG gab als Erklärung an: „Es ist denkbar, dass sich das Mumpsvirus derart verändert hat, dass die heutigen Impfstoffe keinen optimalen Schutz mehr bieten." Wie kann ein Mumpsvirus sich in so kurzer Zeit derart verändern, dass die Impfstoffe nicht mehr wirksam sein sollen? Hier wird mit aller Gewalt versucht, einen Schuldigen zu finden.

Die zweite Epidemie begann im März 1999, erreichte ihren Höhepunkt 1999 im Dezember und endete im August 2001. Bei dieser Epidemie wurde die Gesamtzahl der Mumpsfälle auf etwa 55'000 geschätzt. Hier waren nun Erklärungen behördlicherseits gefordert. Viele Eltern begehrten auf und verlangten Antworten. Sie waren von den Kinderärzten unter Druck gesetzt worden, ihre Kinder impfen zu lassen und nun erkrankten die Kinder trotzdem. Die Ärzte ihrerseits gerieten unter Druck, da ihnen die Antworten fehlten.

2.9 Röteln

Rötelnerkrankung

Krankheitsbild

Röteln sind eine harmlose Kinderkrankheit mit leichtem Fieber, Lymphknotenschwellungen und feinfleckigem, hellrotem, teils juckendem Hautausschlag. Röteln werden oft nicht erkannt, da die Kranken sich nur 1 bis 3 Tage leicht unwohl fühlen.

Erreger und Bedingungen

Rötelnvirus (Rubivirus aus der Familie der Togaviren). Die Ansteckung erfolgt von Mensch zu Mensch über Tröpfcheninfektion. Nicht jedes Kind mit Ansteckungsmöglichkeit bekommt Röteln. Ausschlaggebend ist der Allgemeinzustand. Eine Ansteckung wird begünstigt, wenn der Blutzuckerspiegel schnell unter die Norm abfällt. Dies geschieht nach dem Genuss von raffinierten Kohlenhydraten (Auszugsmehl und alle Fabrikzuckerarten und deren Produkte).[118] Röteln sind ca. 5 bis 7 Tage vor und nach Auftreten des Ausschlages sehr ansteckend.

Inkubationszeit

Sie beträgt in der Regel 14 bis 21 Tage. In der Inkubationszeit sind die Angesteckten meist müde.

Behandlung

Bei starkem Juckreiz helfen kalte Waschungen oder ein kühles Bad mit Zusatz von Kleie, Molke oder Kamillenabsud.

---

118 Sandler, B.P., American Journal of Pathology, Vol. 17, p. 69, 1941

Siehe auch Kapitel 3.8, Massnahmen bei Unwohlsein, Erkältungen und Infekten. Fussbäder nicht vergessen.

Erkrankungshäufigkeit

Alle Kinder sollten an Röteln erkranken. Wegen den Massenimpfungen wird die Ansteckungsmöglichkeit im Kindesalter verringert. Somit können Röteln ins Jugend- und Erwachsenenalter verschoben werden. Das bedeutet nicht, dass die einzelne Impfung die entsprechende Krankheit verschiebt und diese somit eine immunisierende Wirkung hätte. Vielmehr wird der Gesamtorganismus nachhaltig geschwächt und reaktionsunfähig gemacht, so dass er nicht einmal die Kraft aufbringt, mittels Kinderkrankheit einen vorübergehend besseren Zustand zu schaffen.[119]

Risiken, Komplikationen und Folgeschäden

Röteln im Kindesalter sind ohne Risiken. Gelegentlich kann es zu einer Thrombozytopenie (Hautblutung durch Blutplättchenmangel) kommen. Bei Jugendlichen oder Erwachsenen kommt es vielfach zu Gelenkbeschwerden oder Gelenkentzündungen. Sehr selten zu neurologischen Komplikationen wie Nervenentzündung oder Enzephalitis. Wenn eine Frau in den ersten 3 bis 4 Monaten einer Schwangerschaft an Röteln erkrankt, kann ihr Kind missgebildet und/oder geistig behindert zur Welt kommen. Ebenso sind Seh- und Hörbehinderungen (Rötelnembryopathie) bekannt. In der Dritten Welt gibt es kaum Rötelnembryopathien, da die Kinder in den grossen Fa-

---

[119] Grätz, J.-F., Dr., Sind Impfungen sinnvoll? Ein Ratgeber aus der homöopathischen Praxis, 5. Aufl., 1998, Hirthammer Verlag, Seite 42

milien früh und mit hoher Sicherheit die Röteln durchmachen. Die Immunität bei erwachsenen Frauen liegt dort deutlich über 90 %.[120]

Immunität nach Erkrankung

Meist besteht eine lebenslange Schutzwirkung. Die amerikanische Virologin Dorothy Horstmann fand heraus, dass in 2 bis 5 % der Fälle Zweiterkrankungen möglich sind.

Besonderes

Röteln gehören zu den Kinderkrankheiten. Das kindliche Immunsystem wird angeregt, das Kind wird allgemein widerstandsfähiger. Durch in der Kindheit durchgemachte Röteln verringert sich das Risiko im späteren Leben an Krebs oder einer multiplen Sklerose zu erkranken.[121, 122, 123] Werden die Röteln in die Zeit nach der Pubertät verschoben, verwischt sich der Schutz deutlich.[124] Eine Ansteckung im Kindesalter ist also erwünscht. Rötelnkranke Kinder können, wenn sie sich wohl fühlen, ausser Haus gehen, um anderen Kindern eine Ansteckungsmöglichkeit zu bieten. Über 95% der Mädchen haben einen Schutz, mit oder ohne sichtbar durchgemachter Krankheit.[125, 126]

---

120 Ehrengut E., Klin Pädiatr 1984, 196(6): 378-381
121 Newhouse M., et al., Br J Prev Soc Med 1977, 31:148-153
122 Kesselring J., Schweiz Med Wochenschr 1990, 120: 1083-1090
123 Albonico H.-U., et al, Med Hypotheses 1998, 51(4): 315-320
124 McGwan et al., Gynecol Oncol 1979, 7:325-344
125 Dünnenberger R. Just M., Soz Präv Med 1981, 26: S. 298-299
126 Bottiger M., Vaccine 1995, 13(18): 1759-1762

Hinweis

Für die Ansteckung, sowie für den Krankheitsverlauf, spielt die Ernährung eine zentrale Rolle. Für eine schwangere Frau, die die Röteln nicht selber durchgemacht hat, kann es beruhigend sein zu wissen, dass sie sich durch eine vitalstoffreiche Vollwertkost vor einer Rötelnerkrankung schützen kann.

Rötelnimpfung

Impfstoff und Zusatzstoffe

Vermehrungsfähige, abgeschwächte Rötelnviren, auf abgetöteten, menschlichen Föten gezüchtet. Der Impfstoff enthält Spuren von Hühnereiweiss und Antibiotika, Humanalbumin, Harnstoffe, Phenolrot, hyd. Gelatine, Aminosäuren, Glutaminsäure, Zucker, Salze, Vitamine, Dextran 70, Phenolsulfurphthalein, etc.

Schulmedizinische Impfempfehlung

Siehe länderspezifische Empfehlungen und Impfpläne auf den Seiten 26 bis 32.

Impfreaktionen, Impfkomplikationen und Folgeschäden

Fieber und Kopfschmerzen, Rötung, Schwellung, Übelkeit und Schwindel, Muskel- und Gelenkschmerzen, Ausschläge, Arthritis, Gelenkentzündungen, anaphylaktische Reaktionen, Symptome einer natürlichen Rötelnerkrankung, Anschwellen der Lymphknoten, Sensibilisierungsstörung, Erkrankung peripherer Nerven, Nervenentzündung, Meningoenzephalitis, aufsteigende Lähmungen bis hin zur Atemlähmung (GBS),

Fieberkrämpfe, Gangunsicherheit (Ataxie), Thrombozytopenien, ein durch Entzündung bedingter Austritt von Flüssigkeit und Zellen aus den Blut- und Lymphgefässen (Erythema exsudativum multiforme), Störungen der Blutgerinnung, Rückenmarksentzündung, Polyneuropathien, etc. Die CDC (Centers for Disease Control) bestätigt einen Zusammenhang zwischen einer chronischen Arthritis und der Rötelnimpfung.[127]

Immunität

Eine Immunität besteht nach der Impfung nicht, da die Geimpften auch erkranken können. Bei ca. 80 % der Geimpften sind Zweiterkrankungen beobachtet worden.[128]

Besonderes

Die Impfung wird mit den Impfungen gegen Masern und Mumps (MMR-Impfungen) kombiniert. Sie kann auch einzeln verabreicht werden. Lebendimpfstoffe sollten nur einzeln verabreicht werden, siehe hierzu auch unter *Hinweise* auf Seite 83. Da es keine Schutzwirkung durch die Rötelnimpfung gibt, besteht die vermehrte Gefahr einer Ansteckung im ersten Drittel der Schwangerschaft. Es treten trotzdem bei voll geimpften Schwangeren immer wieder Rötelnembryopathien auf.[129] [130] [131] [132] Die meisten Frauen nehmen jedoch einen Schwangerschaftsabbruch vor, so dass es in der Praxis weniger Rötelnembryopathien gibt. Dies wird in der Statistik als Erfolg der

---

[127] ACIP, 1999
[128] Dorothy Horstmann, Virologin, New Haven, Connecticut, USA
[129] Bott, L.M., Medical Journal of Australia 1982; 1:514-5
[130] Enders, G., Rötelnimpfung, Immun. Infekt. 1988; 2/16:58-64
[131] Matter et al., Eur J Epidemiol 1995, 11(3): 305-310
[132] Panagiotopoulos et al., Br J Prev Soc Med 1977, 31: 148-153

Rötelnimpfung beschrieben. In Deutschland kommen ca. 4 Fälle pro Jahr vor.[133] In der Schweiz gab es von 1995-2002 vier gemeldete Fälle von Rötelnembryopathien, wovon zwei Frauen vorschriftsmässig geimpft waren.[134] In den USA nehmen die Röteln trotz intensivem Impfen in der Erwachsenenbevölkerung immens zu. Zuletzt machten sie 65 % der Erkrankungsfälle aus.[135] Das Rötelnvirus kann von den Geimpften bis zu 90 Tagen nach der Impfung ausgeschieden werden. Somit können die Geimpften die ganze Umgebung hochgradig anstecken.[136]

Lebendimpfungen, wie die Rötelnimpfung dürfen auf keinen Fall während der Schwangerschaft und der Stillzeit verabreicht werden. In Untersuchungen konnten bei zwei Dritteln von in der Stillzeit geimpften Frauen das Impfvirus in der Muttermilch nachgewiesen werden.[137]

Die Weltgesundheitsorganisation WHO hat sich zum Ziel gesetzt, Masern und Röteln bis ins Jahr 2005 weltweit auszurotten. In fast allen industrialisierten Ländern wird das Massenimpfprogramm durch die offiziellen Gesundheitsbehörden unterstützt. Eine Ärztegruppe für differenzierte Impfungen (ca. 500 Schweizer und 100 deutsche Ärzte) beobachtet die MMR Impfentwicklung in der Schweiz. Sie unterstützt die vom BAG empfohlenen Massenimpfungen gegen MMR und Hepatitis B bei den 11 bis fünfzehnjährigen Jugendlichen nicht.

---

[133] Robert Koch-Institut, Epidemiologisches Bulletin, wöchentlich neu
[134] Bulletin BAG 36/2002
[135] CDC, MMWR 1998/47(RR-8), 1-57
[136] CDC, 1999 4(7),
[137] Stevenson J. et al., Lancet 1996, 347(9006): 980-981

2.10 Windpocken (Spitze Blattern, Varizellen)

Windpockenerkrankung

Krankheitsbild

Windpocken sind eine sogenannte Kinderkrankheit. Nach 1 bis 3 Tagen Unwohlsein entwickeln sich die charakteristischen, mit Flüssigkeit (Sekret) gefüllten, entzündeten Bläschen. Sie können überall am Körper, am Kopf und auch an den Schleimhäuten, auftreten. Die Bläschen, die sich in verschiedenen Entwicklungsstufen befinden, trocknen ein, verkrusten und heilen langsam ab. Windpockenkranke haben oft nur wenig erhöhte Körpertemperatur oder nur kurz Fieber. Lästig ist der Juckreiz.

Erreger und Bedingungen

Windpockenvirus (Varizella-Zoster-Virus). Die Erreger sind sehr ansteckend. Sie übertragen sich nicht nur von Mensch zu Mensch über Tröpfcheninfektion, sondern auch über Gegenstände und selbst durch die Luft. Trotzdem bekommt nicht jedes Kind mit Ansteckungsmöglichkeit die Windpocken. Ausschlaggebend ist der Allgemeinzustand. Eine Ansteckung wird begünstigt, wenn der Blutzuckerspiegel schnell unter die Norm abfällt. Dies geschieht nach dem Genuss von raffinierten Kohlenhydraten (Auszugsmehl und alle Fabrikzuckerarten und deren Produkte).[138] Die Windpocken sind bis zur Abheilung ansteckend.

---

[138] Sandler, B.P., American Journal of Pathology, Vol. 17, p. 69, 1941

Inkubationszeit

Die Inkubationszeit beträgt in der Regel 11 bis 14 Tage, gelegentlich bis 4 Wochen. In der Inkubationszeit sind die Angesteckten meist müde und haben weniger Appetit.

Behandlung

Kleinen Kindern die Fingernägel ganz kurz schneiden, damit sie sich die Bläschen nicht aufkratzen und keine Narben hinterlassen. Bei starkem Juckreiz kalte Auflagen aus Quark oder Lehm, und bei Unruhe abends ein warmes Fussbad machen. Siehe auch Kapitel 3.8, Massnahmen bei Unwohlsein, Erkältungen und Infekten.

Erkrankungshäufigkeit

Es ist erwünscht, dass die Kinder im Vorschulalter an Windpocken erkranken. Rund 90 % der Angesteckten bekommen Windpocken.

Risiken, Komplikationen und Folgeschäden

Windpocken sind eine harmlose Krankheit. In 99,9 % der Fälle verlaufen sie komplikationslos. Lediglich bakterielle Infektionen durch aufgekratzte Bläschen können entstehen, die dann später Narben hinterlassen. Gelegentlich treten Gleichgewichtsstörungen auf und sehr selten eine Windpocken-Enzephalitis. Sehr selten kann eine Hepatitis, eine Myokarditis (Herzmuskelentzündung) oder eine Arthritis auftreten. Erwachsene neigen weit eher zu Komplikationen bei Windpocken als Kinder.

Eine sehr seltene Komplikation ist das Reye-Syndrom. Dies ist eine schwere und häufig tödliche Systemerkrankung mit Krampfanfällen und Koma. Häufig wird das Reye-Syndrom durch eine Gabe Aspirin während der Windpockenerkrankung hervorgerufen. In den USA sterben jährlich ca. 100 Kinder an Windpocken, weil man ihnen entzündungshemmende oder fiebersenkende Mittel verabreicht hatte.[139] Die Sterblichkeit bei Windpocken liegt normalerweise bei Kindern bei 0,0014 %, bei Erwachsenen bei 0,068 %.[140]

Immunität nach Erkrankung

Eine Immunität besteht meist lebenslang. Zweiterkrankungen sind möglich, aber selten.

Besonderes

Windpocken gehören zu den Kinderkrankheiten. Sie fördern die Entwicklung und Reifung des Kindes. Das kindliche Immunsystem wird angeregt, das Kind wird allgemein widerstandsfähiger. Die Erfahrung zeigt, dass Kinder selbständiger werden. Es ist wünschenswert, dass die Kinder eine Ansteckungsmöglichkeit haben.

Windpocken gehören neben Masern, Mumps und Röteln zu den Krankheiten, die das Diabetes- und das Krebsrisiko im späteren Leben massiv verringern.[141] [142] Bereits Neugeborene können Windpocken bekommen. Die Krankheit verläuft auch

---

[139] CDC, MMWR May 15, 1998, 47(18).

[140] Preblud, S., Pediatrics 1986, 78 Suppl: 728-735

[141] Albonico H.-U., et al., Med Hypotheses 1998, 51(4): 315-320

[142] ESPED, Jahresbericht für Deutschland 1998

dann harmlos. Bei mütterlicher Immunität besteht für Säuglinge ein Nestschutz, der kontinuierlich im Laufe des ersten Lebensjahres abnimmt.[143]

Hinweis

Für die Ansteckung sowie für den Krankheitsverlauf spielt die Ernährung eine zentrale Rolle. Die Windpockenviren verbleiben auch nach der Krankheit noch zum Teil im Körper, wo sie in den Zellen des Nerven- und Immunsystems verharren. Im Alter kann dann bei geschwächten Personen, die bereits Windpocken durchgemacht haben, Gürtelrose auftreten.

Besondere Beachtung sollte die Behandlung von an Windpocken erkrankten Kindern finden. So wie bei allen Kinderkrankheiten mit Ausschlag dürfen unter keinen Umständen fiebersenkende oder schmerzstillende chemische Mittel eingesetzt werden. Besonders bei den Windpocken kann nach der Gabe von Aspirin das sogenannte Reye-Syndrom auftreten. Windpockenerkrankte dürfen sogar bis sechs Wochen nach der Erkrankung kein Aspirin erhalten *(Quast U., Ley S., Schutzimpfungen im Dialog, Kilian 1999).*

Bei dem Reye-Syndrom handelt es sich um eine akute Enzephalopathie in Kombination mit einer fettigen Degeneration der Leber.

---

[143] Heininger U., Impfratgeber Pädiatrie, UNI-MED 1999, Seite 88

Windpockenimpfung

Impfstoff und Zusatzstoffe

Vermehrungsfähige, abgeschwächte Viren, auf abgetöteten menschlichen Föten gezüchtet. Er enthält Framycetinsulfat, Humanalbumin, Lactose, Sorbitol, D-Mannitol, Aminosäuren-Mischung, Antibiotika, Phenolrot, etc.

Schulmedizinische Impfempfehlung

Die Windpockenimpfung wird in einigen Ländern nicht für alle Kinder, sondern nur für bestimmte Risikogruppen empfohlen, so z.B. für Kinder mit Krebserkrankungen vor einer geplanten Chemotherapie, für Geschwister oder Eltern dieser Kinder sowie für nicht erkrankte Frauen mit Kinderwunsch und für noch nicht erkrankte Mitarbeiter im Gesundheitsbereich (siehe Seite 26-32).

Die Impfempfehlung für Kinder mit Leukämie oder Morbus Hodgkin wurde inzwischen in den USA zurückgezogen, weil viele Kinder mit geschädigtem Immunsystem durch die Impfung schwer erkrankten.[144] Aidskranken Kindern rät man von schulmedizinischer Seite ebenfalls nicht mehr zu der Impfung.[145] In den USA wird diese Impfung bereits seit 1995 für alle Kinder ab dem 12. Lebensmonat empfohlen. In vielen Bundesstaaten in den USA ist sie zudem einen Pflichtimpfung.

Impfreaktionen, Impfkomplikationen und Folgeschäden

Enzephalitis, Gangunsicherheiten (Ataxien), Rückenmarksentzündung, Thrombozytopenien, ein durch Entzündung be-

---

144 Tsolia et al, J Pediatr 1990, 116: 184-189
145 CDC MMWR 1999, 48(R06): 1-5

dingter Austritt von Flüssigkeit und Zellen aus den Blut- und Lymphgefässen (Erythema exsudativum multiforme), Pneumonie, Krampfanfälle, Neuropathien, Gürtelrose. In den USA wurden von 1995-1998 dreissig schwere allergische Reaktionen und vierzehn Todesfälle gemeldet.[146]

Immunität

Bei fast jedem zehnten Geimpften kommt es innerhalb von vier Jahren zu einer Windpockenerkrankung. Dabei dürfte es sich nicht um „normale" Windpocken handeln. Vielmehr geht man davon aus, dass das genetisch veränderte Impfvirus mit seinen unbekannten Eigenschaften im Körper Reaktionen auslösen kann, die noch nicht erforscht sind.[147]

Besonderes

Frisch Geimpfte können für andere ansteckend sein. Das Impfvirus bleibt latent im Körper; es kann gelegentlich reaktiviert werden und eine Gürtelrose verursachen.[148] Die Windpockenimpfung soll laut Hersteller mit der MMR-Impfung als eine MMRV-Impfung kombiniert werden. Lebendimpfstoffe sollten nur einzeln verabreicht werden, siehe hierzu auch unter *Masern, Hinweise* auf Seite 83.

Bei Windpocken wird ersichtlich, dass es eigentlich unserer Pharmaindustrie weniger um die Gesundheit unserer Kinder, als vielmehr um den eigenen Verdienst geht. War doch diese Krankheit seit Jahrhunderten den Eltern als harmlose Kinderkrankheit bekannt. Seit es nun einen Impfstoff gegen die Windpocken gibt (zugelassen je nach Land seit ca. 1995), meh-

---

[146] Wise et al, JAMA 2000, 284(19): 1271-1279
[147] Krause et al, Nat Med 2000, 6(4): 451-454
[148] Spiess, H., Impfkompendium, 5. Aufl., 1999

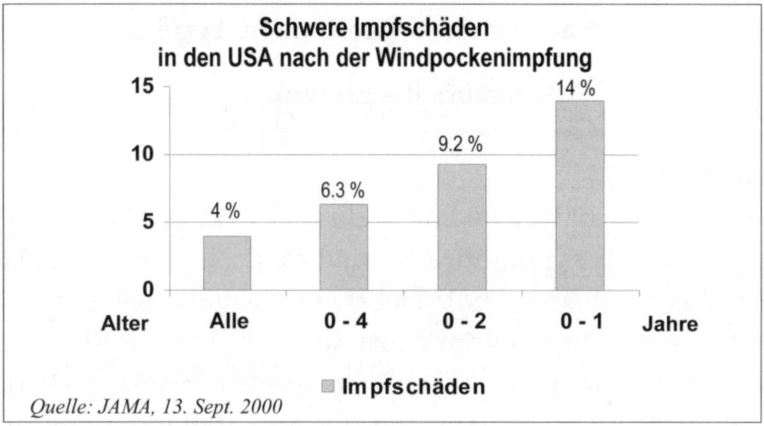

Bild 10
Starke Zunahme der schweren Impfschäden in den USA (inklusive zahlreiche Fälle von neurologischen Störungen, Schädigung des Immunsystems, Bluterkrankungen, Gehirnentzündungen, Krämpfe und Todesfälle), nach der Windpockenimpfung, vor allem im ersten und zweiten Lebensjahr.

ren sich Artikel in ärztlichen Zeitschriften, die diese Krankheit als besonders gefährlich für unsere Kinder erscheinen lassen.

In Deutschland berichten die Eltern sogar, dass die an Windpocken erkrankten Kinder den Kindergarten oder die Schule nicht besuchen dürfen. Erst durch ein Attest des Kinderarztes, dass die Kinder wieder ganz gesund seien, dürfen sie wieder öffentliche Einrichtungen besuchen. Die Hysterie geht sogar soweit, dass einige Kinderärzte keine windpockenkranken Kinder in ihrem Wartezimmer dulden. Man versucht vielmehr, den Eltern Angst vor dieser Krankheit zu machen, so dass sie in eine Impfung einwilligen. In Deutschland gehört diese Impfung bereits zu den empfohlenen Impfungen der STIKO.

Es ist im Gegenteil wichtig, dass alle Kinder die Möglichkeit haben, an Windpocken zu erkranken.

2.11 Hepatitis B (Gelbsucht Typ B)

Hepatitis B – Erkrankung

Krankheitsbild

Die Gelbsucht ist eine Entzündung der Leber. Die Erkrankten fühlen sich richtig unwohl, sind müde und lustlos, haben keinen Appetit usw., evtl. Fieber. Der Kranke hat vermehrt Blutfarbstoff (Bilirubin) im Harn, im Stuhl und im Blut. Deshalb ist die Haut der Erkrankten gelblich, meist auch das Weiss der Augen. Typisch sind der helle, farblose Stuhl und der dunkle Urin.

Erreger und Bedingungen

Gelbsucht- (Hepatitis-) virus, Typ B. Das Virus ist im Blut nachweisbar. Die Ansteckung geschieht über Genitalsekrete und Blut, z. B. bei Hautverletzungen von Mensch zu Mensch, bei Geschlechtsverkehr und Bluttransfusionen oder über infizierte Gegenstände wie Spritzen und Akupunkturnadeln, Tätowierbestecke usw. Heute wird gezielt von der Pharmaindustrie Angst vor allem unter die Jugendlichen gebracht, indem man ihnen mitteilt, fast jeglicher Kontakt mit einem Hepatitis B-Kranken könne auch bei ihnen diese Krankheit auslösen. In Österreich gab es sogar Inserate, das Menschen Hepatitis B über die Haltegriffe in den Bussen übertragen würden. Solche Inserate entbehren klar jeder medizinischen Grundlage.

Nicht jeder Virusträger erkrankt an Gelbsucht Typ B. Nach amerikanischen Studien ist mit einer Erkrankung von weniger als 5 % zu rechnen, die gleichen Angaben gelten für Mitteleuropa und hier besonders für den ganzen deutschsprachigen

Raum.[149] Ausschlaggebend ist der Allgemeinzustand, d.h. Alter, Geschlecht, Gesundheitszustand und Funktion des Immunsystems. Eine Ansteckung wird begünstigt, wenn der Blutzuckerspiegel schnell unter die Norm abfällt. Dies geschieht nach dem Genuss von raffinierten Kohlenhydraten (Auszugsmehl und alle Fabrikzuckerarten und deren Produkte).[150]

Inkubationszeit

Sie beträgt 30 - 240 Tage, in der Regel 50 - 90 Tage. In der Inkubationszeit sind die Angesteckten meist müde, haben weniger Appetit und sind weniger lebensfreudig.

Behandlung

***Zur Vorbeugung*:**

Mit einer Hepatitis B steckt man sich nicht einfach an, so wie mit einer anderen Infektionskrankheit, sondern eine Hepatitis B holt man sich! Besonders im Drogenmilieu und bei ständig wechselnden Sexualpartnern. Medizinisches Personal soll sich an die hygienischen Vorschriften halten. Siehe auch Kapitel 3.8, Massnahmen bei Unwohlsein, Erkältungen und Infekten.

Bei ersten Erkrankungszeichen:

Fussbäder und vor allem eine Darmreinigung nicht vergessen! Hier kann im Anfangsstadium der Krankheit sehr viel getan werden, was man auf keinen Fall versäumen sollte. Gelbsucht ist homöopathisch behandelbar. Konsultieren Sie

[149] Arbeitsgruppe für differenzierte Impfungen, CH-Bern
[150] Sandler, B.P., American Journal of Pathology, Vol. 17, p. 69, 1941

einen homöopathisch praktizierenden Arzt. Die Erkrankung ist in allen Ländern meldepflichtig. Leider werden die Geimpften und die Ungeimpften in diesen Meldelisten nicht getrennt aufgeführt.

Bei Erkrankung:

Bei Erkrankung ist eine ärztliche Behandlung, eventuell auch Spitalpflege, notwendig.

Erkrankungshäufigkeit

In den Industrienationen West- und Nordeuropas, in Australien und den USA liegt die Trägerrate unter 1 % der Bevölkerung. In Südostasien, sowie Zentral- und Südafrika sollen es durchschnittlich rund 5 bis 10 %, in einzelnen Regionen bis zu 20 % sein.[151] Ansteckungsgefährdet sind medizinisches Personal, Personen die auf Bluttransfusionen angewiesen sind oder häufig Sexualpartner wechseln, sowie Drogenabhängige.

Risiken, Komplikationen und Folgeschäden

Bei weniger als 1 % der Erkrankten kann sich eine chronische Leberentzündung entwickeln, die zu einer Leberschädigung führen kann.[152] Eine Belastung mit Nikotin, Alkohol und Pflanzengiften erhöht das Risiko einer chronischen Erkrankung. Je jünger der Patient ist, umso häufiger sind Folgeschäden. Neugeborene von erkrankten Müttern sind besonders gefährdet.

---

[151] Spiess, H., Impfkompendium, Thieme Verlag, 5. Auflage, Seite 242
[152] Arbeitsgruppe für differenzierte Impfungen, CH-Bern

Immunität nach Erkrankung

Die Immunität nach einer Hepatitis B-Erkrankung ist wahrscheinlich lebenslang.

Besonderes

Nebst der Gelbsucht Typ B gibt es die Gelbsucht Typ A und Typ C, D und E. Die Gelbsucht Typ A und Typ C verlaufen, besonders im Kindesalter, harmlos, meist unbemerkt. Die Ansteckung erfolgt über Einnahme von verschmutztem Wasser oder infizierter Nahrung. Die Schutzwirkung ist lebenslang. Vermutlich war ein Wegbereiter für die Hepatitis B unsere moderne Medizin durch ihre unkritische Verabreichung von Blutprodukten an Patienten. Eine Übertragung durch virushaltigen Speichel ist nicht möglich, obwohl dies immer wieder in der von der Pharmaindustrie verbreiteten Werbung behauptet wird. Das Virus wird nämlich im Verdauungstrakt inaktiviert. Das Risiko für Kinder, an einer Hepatitis B zu erkranken, ist sehr gering.[153] Wie viele Erkrankte an Hepatitis B es in Deutschland, Österreich oder der Schweiz gibt, ist völlig unklar. Es gibt keine verlässlichen Zahlen, da Neuerkrankungen und chronische Erkrankungen bei den Meldungen nicht getrennt werden. Daher erstaunt es immer wieder, mit welchen Zahlen bei der Impfstoffwerbung argumentiert wird. In Deutschland müssen seit dem 1.1.2001 Hepatitis B-Fälle namentlich gemeldet werden. Vielleicht ergibt sich durch diese Meldepflicht ein genaueres Bild der Häufigkeit. Selbst in den USA ist die Datenlage über die wirkliche Zahl der Neuerkrankungen dürftig.

---

[153] Hurwitz E. et al., Pediatrics 1994, 94(6): 1023-1024

Hepatitis B - Impfung

Impfstoff und Zusatzstoffe

Heute wird der Impfstoff gentechnisch, je nach Hersteller, mit Aluminiumhydroxid, oder Formaldehyd hergestellt und mit Thiomersal konserviert, sowie Polysorbat 20, Salze, Thiocyanat, Benzoesäure, etc. Der Gelbsucht Typ B-Impfstoff war der erste gentechnisch hergestellte Impfstoff, da das Hepatitis B-Virus sich nicht anzüchten lässt.

Schulmedizinische Impfempfehlung

Siehe länderspezifische Empfehlungen und Impfpläne auf den Seiten 26 bis 32.

Impfreaktionen, Impfkomplikationen und Folgeschäden

Die Hepatitis B-Impfung ist die Impfung, bei der die meisten Impfkomplikationen gemeldet werden. Vor allem Schulkinder sowie Krankenhauspersonal sind besonders von den Nebenwirkungen betroffen.

Gelbsuchtähnliche Erkrankung, Kopfschmerzen, leichtes Fieber, Schmerz, Rötung, Schwellung, Verhärtung und gelegentlich Bauchschmerzen sind üblich. Dazu kommen Müdigkeit, Abgeschlagenheit, hohes Fieber, Unwohlsein, grippeähnliche Symptome, Schüttelfrost, Schwindel, Parästhesien, Übelkeit, Erbrechen, Durchfall, erhöhte Leberenzymwerte, Myalgie, Arthralgie, Ausschlag, anaphylaktischer Schock, pl. Kräfteverlust, zu niedriger Blutdruck, Lähmungen bis hin zur Atemlähmung (GBS), Myelitis, Nervenentzündungen, bronchospasmusähnliche Symptome, Entzündung kleinerer Arterien und Venen, Thrombozytopenie, Lymphadenopathie, etc.

Ca. 1 % der Geimpften reagiert für einige Tage bis Wochen mit Gelenkschmerzen. Es können Diabetes[154] sowie Multiple Sklerose,[155, 156] ausgelöst werden.

In den USA gingen allein von Januar 1996 bis Mai 1997 18'000 Meldungen über Nebenwirkungen nach der Hepatitis B-Impfung ein, darunter 54 Fälle von plötzlichem Kindstod.[157] Diese Zahl wiegt noch viel höher, wenn man weiss, dass in den USA Meldungen über Nebenwirkungen nur in den ersten fünf Tagen nach der Impfung berücksichtigt werden. Dort werden pro Monat mehr als drei Fälle von plötzlichem Kindstod nach der Hepatitis B-Impfung gemeldet.[158] In Deutschland schätzt man bei der momentanen Impfrate, dass pro Jahr zwischen 40 und 200 schwere neurologische Erkrankungen nach der Hepatitis B-Impfung auftreten.[159]

Immunität

Leider fehlen bis heute Langzeitbeobachtungen, da keine in die Wege geleitet werden. Eine der wenigen Studien, die in den USA dazu gemacht wurden, zeigen, dass nach den ersten sechs Jahren nach Einführung des Impfstoffes kein signifikanter Rückgang der Neuerkrankungen verzeichnet wurde.[160] Vierzehn Jahre nach Einführung der Hepatitis B-Impfung in England war die dortige Gesundheitsbehörde noch nicht sicher, ob die Impfpolitik ein Erfolg oder ein Misserfolg sei.[161]

---

[154] Classen, W. et al., New Zealand Med J 24.5.1996, S. 195-196
[155] Shaw et al., Am J Epid. 1988, 127: S. 337-352
[156] Herroelen L, et al., Lancet 9.11.1991, S. 1174-1175
[157] Belkin et al, NVIC, 1996-99
[158] Belkin et al, ebenda
[159] Meinecke et al, Merkurstab 1998, 4: 220-229
[160] Mc Quillain G. et al., 2/24/99 The John Hopkins University Division of Infec. Disease
[161] Williams, et al, Epidemiol Infect 1996, 166:71-89

Besonderes

In Neuseeland wurden ab 1994 Massenimpfungen an Säuglingen und Kindern mit gentechnisch hergestelltem Impfstoff vorgenommen. Es wurde nach zwei Jahren bei diesen Kindern eine Diabeteszunahme von 60 % festgestellt.[162] Aus den USA häufen sich ebenfalls die Berichte von Diabetes nach der Impfung.[163]

Es gibt auch eine Kombinationsimpfung für Gelbsucht Typ A und Typ B. Ein Impfstoff gegen Typ C ist in Vorbereitung. Eine Impfung gegen Hepatitis B soll, laut schulmedizinischen Aussagen, auch gegen eine Hepatitis D schützen, da die beiden Erreger nur zusammen eine Infektion auslösen können[164]. Diese Impfung kann auch zu falsch-positiven HIV-Tests führen.[165] Die Hepatitis B-Impfung hat in Italien bereits zu gefährlichen Virusmutationen geführt.[166]

Prof. Rolf Zinkernagel hat mit seiner Forschungsgruppe bei Impfversuchen mit Mäusen überraschend festgestellt, dass gentechnisch hergestellte Impfstoffe im Gegensatz zu den herkömmlich hergestellten Impfstoffen das Gleichgewicht zwischen Virus und Immunabwehr so ungünstig beeinflussen, dass eine Krankheit nach der Impfung verstärkt statt abgeschwächt wird.[167]

In den USA ist die Association of American Physicians and Surgeons der Meinung, dass das Risiko für Kinder durch die Impfung schwere oder tödliche Nebenwirkungen zu erleiden, mehr als dreimal so gross ist wie das Risiko, ohne Impfung an

---

162 Classen, W., et al., New Zealand Med J 24.5.1996, S. 195-196
163 CDC, Pharmacoepidemiology and Drug Safty 1998, 6 (suppl 2): 60
164 Hoofnagle, J.H., Type D hepatitis, JAMA 261 (1989) 1321
165 Lee, D.A., HIV false positivity after hep. B vaccination. The Lancet 25.4.1992:1060
166 Carman W. et al., Lancet, 1990, 336: S. 325-329
167 Oehen, et al, Science, 11.1.1991, S 195-198

Hepatitis B zu erkranken.[168] In Frankreich wurden bis 1998 mehr als 600 Fälle von multipler Sklerose nach der Hepatitis B-Impfung gemeldet. Dort wurde die Impfempfehlung am 1.10.98 für die Jugendlichen zurückgezogen. Italienische Forscher halten es für möglich, dass drei von tausend geimpften Zwölfjährigen eine multiple Sklerose entwickeln.[169] [170]

Der beste Schutz vor einer schweren Gelbsucht mit Folgeschäden kann allenfalls eine homöopathische Konstitutionsbehandlung bieten. Konsultieren Sie einen erfahrenen, klassisch arbeitenden Homöopathen.

Wie wirksam ist die Hepatitis B-Impfung?

Dass diese Impfung „wirkt", haben wir bereits gesehen. Nur stellt man sich als Betroffener unter der Wirkung eines Impfstoffes doch wohl eher einen „Schutz" vor. Wie steht es nun damit bei der Hepatitis B-Impfung? Von offizieller Seite wird uns immer mathematisch genau vorgerechnet, wieviele Menschen seit Einführung der Impfung vor dieser Krankheit geschützt sind, wieviele Todesfälle vermieden worden sind, bzw. wie sehr unsere Krankenkassen durch diese Impfung entlastet werden. Doch stimmen diese Zahlen auch wirklich?

Eine Studie aus den USA zeigt, dass nach den ersten sechs Jahren nach Einführung des Impfstoffes kein signifikanter Rückgang der Neuerkrankungen verzeichnet wurde *(McQuillain G., et al, 2/24/99, The John Hopkins University Division of Infec Dis)*. „Der Meinung britischer Epidemiologen zufolge lässt sich 14 Jahre nach Einführung des Hepatitis B-Impfstoffes über Erfolg oder Misserfolg der gezielten Immuni-

---

[168] Forsters Online: Health Briefs, 1999 Cox News Service

[169] Tosti et al, Ital J Gastroenterol Hepatol 1999, 31(5): 388-391

[170] Poutasy K, N Zealand Med J 1996, 109(1026): 283

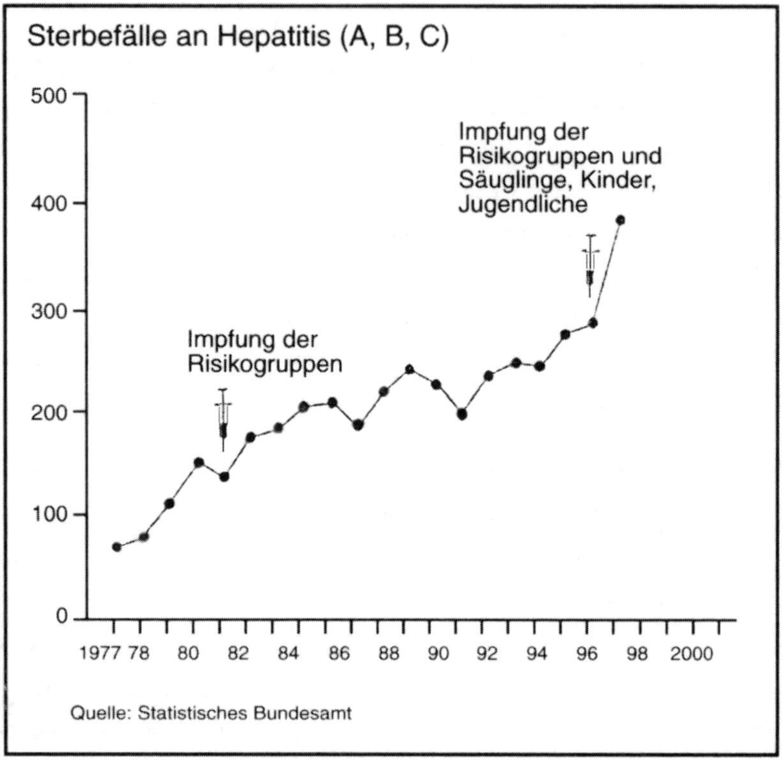

Bild 11
Sterbefälle an Hepatitis (A, B, C) in Deutschland

sierung noch gar nicht urteilen", so das arznei-telegramm, März 1997.

In England hat Dr. Freed mit seinen Mitarbeitern eine Studie im New England Journal of Medicine veröffentlicht, in der er ebenfalls belegt, dass die gegen Hepatitis B geimpften anfälliger für die Krankheit waren als die ungeimpften.

Für Deutschland veröffentlichte das Statistische Bundesamt die Sterbefälle an Hepatitis A, B und C (von 1977-2000). Leider sind sie darin nicht nach den einzelnen Hepatiden aufgeschlüsselt. Da aber die A und C-Formen meist mild verlaufen, kann angenommen werden, dass die Rubrik Rückschlüsse zulässt. Die Graphik auf Seite 116 zeigt einen langsamen Anstieg der Todesfälle seit Einsetzen der Impfungen der Risikogruppen und einen steilen Anstieg seit Einsetzen der allgemeinen Impfung.

Impfen mit Bananen und Karotten

An der Universität Giessen (D) haben sich die Wissenschaftler auf eine gut lagerfähige und transportierbare, allerdings dann frisch zu verzehrende Impfung gegen Hepatitis B konzentriert, nämlich die Karotte; oder wie man in der Schweiz zu sagen pflegt: Das Rüebli. Bei den Untersuchungen am Institut für Pflanzenernährung werden die Karotten gentechnisch so verändert, dass sie selbst einen Impfstoff gegen Hepatitis B bilden, so sagt man uns! Das Impf-Rüebli wird momentan in China an der Bevölkerung getestet. *(Plant Cell, Tissue and Organ Culture, Imani et al, 2002)*. Ebenfalls an der gleichen Universität ist man momentan daran, transgenen Kopfsalat und Lupinen zu Impfungen umzuarbeiten.

Bananenstauden mit genmanipulierten Bananen als Anhang wachsen auch bereits. Sie kommen aus den USA und sollen uns – so die Aussage der Wissenschaftler – ebenfalls gegen Hepatitis B schützen *(Frankfurter Rundschau, Springer U., Nr. 153, 5.7.1997, S. 6)*.

Auch „essbare Tiere“ werden als Impfstoffe missbraucht. So existiert bereits eine Impfung gegen Hepatitis B, die man durch das Essen von Zebrafischen erhält. Es soll jetzt auch auf den Lachs ausgeweitet werden. Der roh zuessende Fisch sollte eines Tages die Spritze beim Verabreichen von Impfungen ersetzen *(ärztemagazin, 38/2003, 26.9.2003 sowie Ärzte-Woche, 24.9.2003)* Der Phantasie unserer Impfstoffhersteller sind scheinbar keine Grenzen gesetzt.

Man arbeitet auch bereits an Hepatitis B-Impfstoffen der in Tomaten gezüchtet wird. Selbstverständlich handelt es sich hier immer um Genmanipulationen an den Pflanzen bzw. Tieren.

Wie wir sehen, wird uns also in Zukunft die ganze Impfangelegenheit „schmackhafter“ serviert. Es gibt dann kein schreiendes Kind mehr in der Arztpraxis, sondern vergnügt vor sich hinkauende Kinder. Auch bei den Eltern wird dann vermutlich die Impfbereitschaft wieder steigen, wenn die ganze Impferei plötzlich so einfach geworden ist. Doch bei genauerem Hinsehen entpuppt sich die Angelegenheit doch wohl eher als ein Trojanisches Pferd. Denn wir sollten uns folgende Fragen stellen: Wenn man Impfstoffe schon in Früchten und Gemüse mitwachsen lassen kann, was kann man dann noch dank unserer Gentechnik alles in den Nahrungsmitteln verstecken? Und wer garantiert uns, dass alle diese „essbaren Medikamente“ schlussendlich nur in der Arztpraxis hängen und nicht auch noch als harmlose Vitaminspender im Gemüseregal der Supermärkte liegen?

2.12 Zeckenstich

FSME (FrühSommerMeningoEnzephalitis)

FSME - Erkrankung

Krankheitsbild

Es handelt sich um eine Erkrankung, die selten zu Hirn-(haut)-entzündung führen kann. Erste Krankheitszeichen sind Fieber, Kopf- und Gliederschmerzen. Bei wenigen der so erkrankten Personen kommt es nach weiteren 4 bis 6 Tagen zu erneutem Fieberanstieg, mit Kopfweh, evtl. Nackensteife. Ganz selten verläuft dieses zweite Stadium so schwer, dass Nervenschädigungen entstehen.

Erreger und Bedingungen

FSME - Viren werden von davon befallenen Zecken durch Stiche, vorwiegend in den Monaten Mai, Juni und September, Oktober, übertragen. Zecken sind bei trockener Luft nicht stechaktiv. Nur sehr wenige Zecken sind FSME Keimträger. Infizierte Zecken kommen nur in eng umschriebenen Gebieten vor (Untergehölz von Wäldern, und Flussläufen, Riedgras). Die höchste Aktivität entwickeln Zecken nachmittags und abends. Die Zecken tragen normalerweise keine FSME-Viren in sich. Sie erwerben diese erst durch einen Stich infizierter Tiere, hauptsächlich Mäuse, und können die Viren erst danach auf den Menschen übertragen. Mit FSME-Viren infizierte Mäuse treten meist nur lokalisiert in relativ kleinen Gebieten auf. Im Bergland über 1000 m gibt es praktisch keine Zecken. In „Zeckenendemiegebieten“, d.h. Gegenden mit vielen infizierten Zecken, ist das Verhältnis 1:1’000, sonst 1:20’000. Erst wenn sich eine infizierte Zecke fast vollgesaugt hat, dies dauert einige Stunden, gibt sie den Erreger weiter.

Bei infizierten Zeckenstichen ereignet sich, je nach Abwehrkraft des Betroffenen, bei 60 bis 70 % nichts, bei 20 bis 30 % treten nur grippeähnliche Krankheitszeichen auf, bei ca. 5 bis 10 % ist auch das Nervensystem betroffen. Eine Ansteckung wird begünstigt, wenn der Blutzuckerspiegel schnell unter die Norm abfällt. Dies geschieht nach dem Genuss von raffinierten Kohlenhydraten (Auszugsmehle und alle Fabrikzuckerarten und deren Produkte).[171]

Inkubationszeit

Die Inkubationszeit beträgt 7 bis 10 Tage, es wird auch von 2 bis 28 Tagen gesprochen.

Behandlung

Zur Vorbeugung:

Bei Aufenthalt in „Zeckengebieten“ sollte der Körper möglichst bekleidet sein (lange Ärmel, lange, unten enganliegende Hosen, geschlossene Schuhe). Ätherische Öle aus Rosmarin, Eukalyptus und Teebaumöl sowie verschiedene Insektenschutzmittel halten Zecken fern. Nach einem Aufenthalt im „Zeckengebiet“ soll der ganze Körper, inkl. Kopf, besonders bei Kindern, nach möglichen Zecken abgesucht werden.

Bei Zeckenstich:

Zecke mittels Pinzette entfernen: Zecke direkt über der Haut erfassen und nach hinten oben aus dem Stichkanal herausziehen. Ist keine Pinzette vorhanden, kann die Zecke zwi-

[171] Sandler, B.P. American Journal of Pathology, Vol. 17, p. 69, 1941

schen Daumen- und Zeigfingernagel eingeklemmt und sorgfältig hochgezogen werden. Um eine zusätzliche Infektion zu vermeiden, ist es wichtig, dass die Zecke vollständig, mit dem Kopf, herausgezogen wird. Einige schwarze Pünktchen (Einstichstelle) und Rötung sind nicht beängstigend. Wichtig ist, dass die Zecke nicht mehr weitersaugen kann. Es ist vorteilhaft, die Einstichstelle zu desinfizieren, vorzugsweise mit Calendula-Essenz.

Bei Krankheitsverdacht oder Krankheitszeichen:

Bei hohem Fieber helfen kalte Serienwaschungen, sie heben das Wohlbefinden. Fussbäder und Darmreinigung nicht vergessen! Häufig kommt es selbst nach schweren Verläufen zur völligen Ausheilung.[172] Bei Kindern verläuft die Krankheit eher gutartig. Sie haben auch ein deutlich niedrigeres Erkrankungsrisiko als Erwachsene.[173] Die FSME-Erkrankung ist homöopathisch behandelbar. Konsultieren Sie einen homöopathisch praktizierenden Arzt. Siehe auch Kapitel 3.8, Massnahmen bei Unwohlsein, Erkältungen und Infekten.

Erkrankungshäufigkeit

In der Schweiz werden jährlich ca. 60-100 Fälle von FSME gemeldet, in Österreich bis zu ca. 60 und in Deutschland ca. 100. Es gibt keine offiziellen Zahlen darüber, wieviel Personen davon vorschriftsmässig geimpft waren.

Risiken, Komplikationen und Folgeschäden

Bleibende Schäden wie Herzmuskelschwäche, Hirnfunktionsstörungen wie Bewegungsstörungen, Sinnesorganstörun-

---

[172] Arznei-telegramm 1996, 6:62

[173] Roggendorf et al, Die gelben Hefte 1994, 2: 74-80

gen bei 1 auf 80'000 schwer Erkrankten. 1 bis 2 % der schwer Erkrankten sterben. Bleibende Schäden sowie Todesfälle sind also extrem selten.

Immunität nach Erkrankung

Nach einer Erkrankung mit dem FSME-Virus besteht ein lebenslanger Schutz.

Besonderes

Zecken können auch einen bakteriellen Infekt verursachen, der zur Lyme-Borreliose-Erkrankung führt. Gegen diese Erkrankung mit Gelenkschmerzen, evtl. Lähmungserscheinungen gibt es bei uns keine zugelassene Impfung, in den USA sind zwei Impfstoffe zugelassen. Viele Zecken tragen diesen Erreger, ein Bakterium (Borrelia burgdorferi) in sich. Doch weniger als 1 % erkranken auch daran. Eine Immunität nach der Erkrankung ist nicht gegeben. Diese Bakterien verursachen eine wandernde Hautrötung, die unter anderem zu folgenden Begleitbeschwerden führen kann: Müdigkeit, Kopfschmerzen, Fieber, Nackensteifigkeit, Gelenkschmerzen, Gelenkschwellungen, Muskelschmerzen, geschwollene Lymphdrüsen, Rücken- Brust- und Bauchschmerzen, Durchfall, Gewichtsverlust, Heiserkeit, Halsbeschwerden, Husten, Bindehautentzündung der Augen, Übelkeit, Erbrechen, Missempfindungen und Schmerzen an Armen und Beinen, Herzklopfen, Schweissausbrüche, Schwindel, psychische Veränderungen wie Reizbarkeit, emotionale Labilität, verminderte Konzentrationsfähigkeit, Schlafstörungen und Depressionen.[174] Die Diagnose ist erschwert, da die sogenannten „Borrelientests" meist nicht

---

[174] Satz N., Zeckenkrankheiten, Hospitalis Verlag, 3. Auflage 2000

weiterhelfen. Grundsätzlich sollte heute bei der Abklärung neurologischer Erkrankungen auch an eine Lyme-Borreliose gedacht werden. Die Schulmedizin behandelt diese Krankheit heute ausschliesslich mit starken Antibiotikagaben, meist intravenös. Zur einer echten Heilung kommt es dadurch allerdings nicht.

Neu wurde ein weiterer Erreger durch Zeckenstich, die Erlichiose (Erlichia-Bakterien), entdeckt. Diese Krankheit hat vor allem Bedeutung in der Veterinärmedizin. Über die Häufigkeit und Gefährlichkeit dieser Krankheit beim Menschen ist wenig bekannt. Auch Tiere (Hunde, Katzen usw.) können von Zecken gestochen werden. Die Babesiose ist eine Erkrankung, die durch verschiedene von Zecken übertragene Einzeller-Lebewesen verursacht wird und bei Tieren schon lange bekannt ist. In den USA ist sie seit längerem bekannt. In Europa ist sie bisher nur bei wenigen Dutzend Menschen diagnostiziert worden, in der Schweiz bei zwei Personen. Die Krankheit gleicht in vielem einer Malariaerkrankung. Meist ist der Verlauf so gutartig, dass es nicht zur Abklärung kommt.

Hinweis

Während des Stichvorganges werden von der Zecke lokal betäubende, entzündungshemmende und blutstillende Substanzen abgesondert. Sie bewirken unter anderem, dass der Zeckenstich für mehr als 80 % der Betroffenen unbemerkt verläuft. Deshalb ist es wichtig, nach einem Waldaufenthalt in einem „Zeckengebiet“ den Körper abzusuchen.

Für jede Metamorphose und auch für die Eiablage wird eine Blutmahlzeit benötigt. Eine Zecke wird 2 bis 3 Jahre alt. Ist der Saugakt erledigt, erbricht die Zecke. Mit dem Erbrochenen überträgt sie dann die FSME-Viren oder die Borrelien auf den Menschen. Für die Ansteckung sowie für den Krankheitsverlauf spielt die Ernährung eine zentrale Rolle.

FSME - Impfung

Impfstoff und Zusatzstoffe

Abgetötete Zeckenviren, gezüchtet auf Hühnerfibroblasten-Zellkulturen, Aluminiumhydroxid und Thiomersal und Spuren von Hühnereiweiss, Humanalbumin, Formaldehyd, Antibiotika, Protaminsulfat, Polygelin, Salze, Zucker, Chlortetracyclin, etc.

Schulmedizinische Impfempfehlung

Individuelle Empfehlung je nach "Zeckengebiet" für Risikopersonen, z. B. Waldarbeiter oder Reisende in "Zeckengebiete". Zur Grundimmunisierung sind 3 Impfdosen nötig.

Impfreaktionen, Impfkomplikationen und Folgeschäden

Grippeähnliche Symptome mit Fieber über 38°C, begleitet von Kopfschmerzen, Paräthesien (z. B. Kribbeln, Taubheitsgefühl), Schweissausbrüche, Schüttelfrost, juckender Hautausschlag, Fieberkrämpfe, Schmerzen, Rötung, Schwellung, Abgeschlagenheit, Muskel- und Gelenkbeschwerden, anschwellen der regionalen Lymphknoten, Übelkeit, Erbrechen, Augenschmerzen, allergische Reaktionen, Schwellung der Schleimhäute, Bronchospasmus, Durchfall, Kreislaufreaktionen, Granulom an der Impfstelle, Erkrankungen des zentralen und peripheren Nervensystems, Lähmungen bis hin zur Atemlähmung (GBS), Arthralgien und Myalgien, Multiple Sklerose,

Nervenentzündungen, entzündliche Reaktionen des Gehirns, etc. In Deutschland wurden mindestens fünf Fälle von multipler Sklerose nach einer FSME-Impfung gemeldet und in Österreich wurde ein Fall als Impfnebenwirkung anerkannt und entschädigt.[175]

Immunität

In Österreich hat die Sozialversicherungsanstalt der Bauern mitgeteilt, dass es zwischen 1984 und 1995 trotz entsprechender Steigerung der Durchimpfungsrate gegen FSME keinen signifikanten Rückgang der FSME-Fälle gegeben hat.[176]

Besonderes

In Österreich wurden Massenimpfungen durchgeführt. Wegen den häufig auftretenden Folgeschäden durch Impfungen werden bereits einzelne Stimmen laut, die raten von der Zeckenimpfung „Abstand zu nehmen".[177] Dr. Mayrhofer berichtete 1997, dass in Österreich die Ärzteschaft die Notwendigkeit einer Auffrischimpfung gegen FSME alle drei Jahre anzweifelten. Sie unterstellten der Herstellerfirma Immuno, sie wolle lediglich ihren Profit erhöhen. Daraufhin drohte ihnen die Immuno mit haftungsrechtlichen Konsequenzen für den Fall, dass bei einem ihrer Patienten eine FSME-Erkrankung auftreten würde. Dr. Mayrhofer nannte dieses Vorgehen ein in der Impfgeschichte einmaliges Drohverfahren.[178]

Es gibt bis heute keine Studie, in der Komplikationen nach der FMSE-Impfung mit Komplikationen von FSME-

---

175 Arznei-telegramm 1995, 8:88

176 Ziegelbecker R., Graz, 12.6.1997

177 Prof. Dr. med. H. Glossmann, Innsbruck, Juli 1993

178 Arznei-telegramm, Immuno setzt Ärzte unter Druck, 1997, 8:86

Erkrankungen bei Ungeimpften verglichen werden.[179]

Die Geschichte der FSME-Impfung ist sehr wechselhaft. 1973 wurde in Österreich der erste Impfstoff von der Firma Immuno unter Prof. Kunz entwickelt. In der Zwischenzeit wurden mehr als 6 Millionen Österreicher mehrfach gegen FSME geimpft. Im Februar 2000 brachte Baxter einen neuen FSME-Impfstoff für Kinder in der EU auf den Markt, mit Namen TicoVac. Bereits vier Wochen nach der Anwendung lagen aus Deutschland ca. 60 Meldungen über schwere Nebenwirkungen vor, aus Österreich sogar mehr als 200. In der Folge empfahl der Hersteller, die halbe Dosis zu verwenden. Als die Nebenwirkungen sich trotzdem mehrten, zog Baxter von sich aus den Impfstoff zurück, mit Ausnahme von Österreich. Dort wurden die Kinder weitergeimpft. Der Impfstoff wurde ohne Veröffentlichung von wissenschaftlichen Begleitstudien auf den Markt gebracht.[180] Ab Februar 2002 ist nun auch in Österreich ein neuer FSME-Impfstoff für Kinder auf dem Markt. Nach Angaben des Herstellers ist es eine Kombination von zwei alten Impfstoffen. (*Beschluss-Protokoll des österr. Impfausschusses, 4.12.2001)*

Schutz nach Impfung?

Glaubt man dem Hersteller, so hat seine Impfung eine hohe Wirksamkeit. Die Vorarlberger Nachrichten brachten am 2. März 2002 eine Meldung unter dem Titel: „Die Zecken legen schon wieder los“, in dem es heisst: „Zu 100 Prozent schützt nur die Impfung.“ Jetzt bietet sie also sogar schon einen hundertprozentigen Schutz! Demgegenüber heisst es in den

---

179 Hirte M., Impfen, Pro & Contra, Knaur Verlag, 2001

180 Maurer W., Interview in der ORF-Sendung "Thema" vom 9.4.2000

„Virusep. Informationen" Nr. 03/00 für das Jahr 1999, dass es bei älteren Personen zu „Impfdurchbrüchen" gekommen sei. Dies sei bedingt dadurch, dass das Immunsystem einem Alterungsprozess unterliegt und auch die Effektivität des immunologischen Gedächtnisses nachlässt. Kritische Augen allerdings sehen hier ganz andere Dinge. Es sind in der Hauptsache sowieso ältere Menschen, die an FSME erkranken, bzw. eine schwerere Form durchmachen. Könnte es hier also nicht sein, dass diese Impfung auch wie die anderen ebenso, keinen „Schutz" gibt, und man jetzt das Nachlassen des biologischen Gedächtnisses als Sündenbock benutzt? Ein Wirksamkeitsnachweis ist bisher nicht erbracht worden.

Immunglobuline nach Zeckenstich?

Die schlimmsten FSME-Erkrankungen bei Kindern traten nach FSME-Immunglobulingaben auf *(Epid. Bulletin vom RKI 1999, Ratgeber Infektionskrankheiten: FSME).* Bis vor wenigen Jahren war es nach einem Zeckenstich in einem „Zeckengebiet" noch üblich, innerhalb von 96 Stunden eine sogenannte „Passivimpfung" durchzuführen. Die Herstellerfirma versprach eine Schutzquote von 60 %. Das arzneitelegramm allerdings gab erheblich niedrigere Zahlen an *(AT 1996).* Bei Kindern, und in einigen Fällen auch bei Erwachsenen, wurden in den achtziger und neunziger Jahren wegen dieser „Passivimpfung" sehr schwere FSME-Verläufe beobachtet. Deshalb wird die Immunglobulingabe heute nicht mehr angewandt.

2.13 Grippe (Influenza)

Grippeerkrankung

Krankheitsbild

Die Grippe, gegen die geimpft wird, ist eine Virusinfektion der oberen Luftwege mit Schnupfen, Husten, Halsweh, evtl. Ohrenschmerzen, Kopf- und Gliederschmerzen und Fieber, evtl. verbunden mit Erbrechen und / oder Durchfall. Die Erkrankten fühlen sich sehr schlecht.

Erreger und Bedingungen

Von Jahr zu Jahr gibt es verschiedene Influenzavirus-Typen. Es gibt sogenannte Grippewellen, d.h. die Grippe tritt epidemieartig auf. Eine Ansteckung ist möglich, wenn ein Mensch bereits geschwächt oder übermüdet ist. Sie wird begünstigt, wenn der Blutzuckerspiegel schnell unter die Norm abfällt. Dies geschieht nach dem Genuss von raffinierten Kohlenhydraten (Auszugsmehl und alle Fabrikzuckerarten und deren Produkte).[181]

Inkubationszeit

Die Inkubationszeit beträgt meist nur wenige Stunden bis 7 Tage.

Behandlung

Bettruhe ist unerlässlich, Fussbäder und Darmreinigung nicht vergessen. Bei Schnupfen helfen Dampfbäder und das Einträufeln von physiologischer Kochsalzlösung (1 gestriche-

---

[181] Sandler, B.P., American Journal of Pathology, Vol. 17, p. 69, 1941

ner Teelöffel Salz in ½ l Wasser auflösen) in die Nase. Bei Husten warme Brustwickel, bei Halsweh kalte Halswickel anwenden. Bei hohem Fieber heben kalte Serienwaschungen das Wohlbefinden. Bei einer schweren Grippe ist eine zusätzliche homöopathische Behandlung sehr effizient. Konsultieren Sie einen erfahrenen, klassisch arbeitenden Homöopathen. Der Patient soll sich so lange Erholung gönnen, bis er sich wieder richtig wohl fühlt. Siehe auch Kapitel 3.8, Massnahmen bei Unwohlsein, Erkältungen und Infekten.

Erkrankungshäufigkeit

Die Grippe tritt meist unberechenbar und epidemieartig vom Herbst bis Frühling auf.

Risiken, Komplikationen und Folgeschäden

Bei angepasstem Verhalten und entsprechender Behandlung sind keine Risiken zu erwarten. Bereits kranke Personen, die zusätzlich an Grippe erkranken, sind gefährdet (z.B. Lungen- und Stirnhöhlenentzündung, sowie sehr selten ein perakuter Verlauf mit Herz- und Kreislaufversagen, Herzmuskel- und Gehirnhautentzündung). Es sind auch Todesfälle bekannt.

Immunität nach Erkrankung

Nur gegen den durchgemachten Influenza-Virus-Typ, nicht gegen andere Typen.

Besonderes

Es gibt, nebst den Influenzaviren, über 300 Erregertypen, die ebenfalls ein grippeähnliches Krankheitsbild auslösen.

Hinweis

Die Grippe unterteilt man in die Typen A, B und C. Besonders die Typen A und B verursachen grössere Epidemien. Von Typ A sind zahlreiche Subtypen bekannt, die durch unterschiedliche Zusammensetzung der beiden wichtigsten Virulenzfaktoren, Hämagglutinin (H) und Neuraminidase (N) gekennzeichnet sind. Unter den Influenza-A-Viren, die uns Menschen gefährlich werden können, gibt es drei Hämagglutininvarianten (H1, H2 und H3) und zwei Neuraminidasen (N1 und N2) in unterschiedlichen Kombinationen. Die auf den ersten Blick komplizierte Namensgebung einer neuen Grippeepidemie ist eigentlich einfach und logisch. Der Virustyp 1995 hiess z. B. A/Bayern/7/95 (H1N1). Es handelt sich hier um ein A-Virus, das 1995 in Bayern isoliert wurde (Isolat Nr. 7) und zum Subtyp H1N1 gehört.

Die bislang schwerste Pandemie (Ausbreitung einer Infektionskrankheit über Länder und Kontinente) war 1918, die sogenannte „Spanische Grippe“. Ihr fielen damals schätzungsweise mehr als 20 Millionen Menschen weltweit zum Opfer.

Für die Ansteckung, sowie für den Krankheitsverlauf spielt die Ernährung eine zentrale Rolle.

Grippeimpfung

Impfstoff und Zusatzstoffe

Vermehrungsfähige, abgeschwächte oder abgetötete Influenzaviren Typ A, B oder C, auf befruchteten Hühnereiern oder tierischen Krebszellen gezüchtet. Der Impfstoff enthält Polysorbat 80 oder Thiomersal und (beträchtliche) Spuren von Hühnereiweiss und Formalin, Salze, Natriummonohydrogenphosphat, Kaliumhydrogenphosphat, Kaliumchlorid, Magnesiumchlorid, Formaldehyd, Diäthyläther, Hydrocortison, Antibiotika, etc. Neu gibt es auch Grippeimpfstoffe ohne Thiomersal. Jedes Jahr ist die Zusammensetzung der Impfviren neu.

Schulmedizinische Impfempfehlung

Es wird eine jährliche Impfung im Herbst für alle Menschen ab dem 60. Lebensjahr sowie für geschwächte, chronischkranke und ältere Menschen empfohlen. Zudem wird die Impfung auch infektionsgefährdetem Personal und medizinischem Pflegepersonal empfohlen.

Impfreaktionen, Impfkomplikationen und Folgeschäden

Örtliche Reaktion (Rötung, Schwellung, Schmerz), Unwohlsein, Müdigkeit, Frösteln, Fieber, Schweissausbruch, Kopf- Muskel- und Gliederschmerzen, Atembeschwerden (Engegefühl), schmerzhafte Nervenreizungen, allergische Reaktionen, anaphylaktischer Schock, Thrombozytopenien, Störungen des zentralen und peripheren Nervensystems, Vaskulitis, Lähmungen, Nervenschmerzen, Krämpfe, entzündliche Veränderungen des Gehirns oder der Nerven, z.B. GBS, Gefässentzündungen mit vorübergehender Beteiligung der Nieren. Etwa jede zweite Impfung verursacht einen schweren grippalen Infekt [182]. Vor allem ältere Menschen sind stark davon betroffen. Viele klagen, sie wären durch die Grippeimpfung den ganzen Winter mehr oder weniger krank gewesen.

Immunität

Ein Schutz ist nie nachgewiesen worden. Selbst wenn die Impfung einen Schutz bieten würde, gibt es zu viele verschiedene Influenzaviren, an denen man trotzdem noch erkranken kann.

Besonderes

Es gibt keine Möglichkeit, um vorherzusagen, welches Virus den Charakter einer künftigen Epidemie bestimmen wird.[183] Die Influenzaviren besitzen eine hohe Rate an Punktmutationen, die zu häufigen Antigenmutationen führen. Dies macht es unmöglich, das krankmachende Virus vom kommenden Herbst schon im Frühjahr zu benennen.

Im Jahre 2000 kam die erste Nasensprayimpfung gegen Grippe in der Schweiz auf den Markt (Firma Berna). Sie wurde allerdings im kommenden Jahr wegen massiver Nebenwirkungen (Gesichtslähmungen) wieder vom Hersteller zurückgezogen. In Deutschland wurde vor wenigen Jahren eine Umfrage der Pharmaindustrie durchgeführt. Fast 45 % der Grippegeimpften verweigerten danach eine erneute Impfung mit der Begründung, sie seien trotz der Impfung an Grippe er-

---

182 Dr. Buchwald, Impfen, das Geschäft mit der Angst, S. 164 f

183 Spiess, H., Impfkompendium, 5. Auflage Thieme, 1999,

krankt. In der Ostschweiz werden fast keine Gratisimpfungen gegen Grippe von den Grossfirmen mehr angeboten, da der Grossteil der Arbeitnehmer wegen schlechter Erfahrungen auf die Impfung verzichtet.

Es besteht die Gefahr, dass während der Inkubationszeit geimpft wird. Die Erkrankung führt dann meist zu einem schwereren Krankheitsverlauf als eine normale Ansteckung. Nur gegen Influenzaviren kann geimpft werden, nicht gegen rund 300 weitere Erreger, die eine grippeähnliche Erkrankung auslösen können.

Heute wird häufig als Argument für die Grippeimpfung angebracht, dass die Geimpften ihre Umgebung nicht mehr anstecken können. Das stimmt nicht. Selbst angenommen, die Impfung wäre wirksam, können die Geimpften trotzdem noch immer hochgradig ihre Umgebung anstecken, sie sind also immer noch Überträger der Grippeviren.

Speziell den älteren Menschen wird die Grippeimpfung empfohlen. Einen älteren und durch Krankheit vorbelasteten Menschen sollte man grundsätzlich nicht impfen. Auch ein Erwachsener muss, so wie ein Kleinkind, zum Zeitpunkt der Impfung vollkommen gesund sein. Wenn man bereits eine bestimmte Menge Erreger in sich trägt, oder eine andere Grundkrankheit hat (Herzprobleme, Diabetes, etc.) muss der Körper sich nach der Impfung mit zwei Infektionen auseinandersetzen. Meist schafft der Organismus das nicht, und so kommt die Krankheit dann zum Ausbruch. Laut Diagnose handelt es sich dann um einen „grippalen Infekt".

Der beste Schutz vor einer schweren Grippe mit Folgeschäden kann allenfalls eine homöopathische Konstitutionsbehandlung bieten.

2.14 Tollwut

Tollwuterkrankung

Krankheitsbild

Die Kratz-, Bisswunde oder Bissnarbe rötet sich. Betroffene bekommen Fieber, starkes Kopfweh, sind licht- und geräuschempfindlich, werden unruhig und sind von Ängsten geplagt. Sie bekommen Muskelkrämpfe im Atmungssystem bis hin zur Herzlähmung. Der grosse Durst kann wegen Schluckbehinderung nicht gestillt werden.

Erreger und Bedingungen

Das Tollwutvirus wird über den Speichel eines an Tollwut erkrankten Tieres (Füchse, Hunde, Katzen) durch Biss- oder Kratzwunden übertragen. Nicht jeder Speichelkontakt führt zur Erkrankung. Es ist eine hohe Virusdosis nötig, um Menschen anzustecken. Eine blosse Berührung eines angesteckten Tieres führt nicht zur Tollwuterkrankung des Menschen.

Inkubationszeit

Selten 6 Tage, üblich 3 Wochen bis 3 - 6 Monate, in seltenen Fällen 1 Jahr. Im Vorstadium gibt es kein charakteristisches Krankheitsbild. Die Angesteckten sind nervös, haben Kopfweh, evtl. Erbrechen.

Behandlung

Zur Vorbeugung bei Verdacht :

Wunde zum Bluten bringen, mit viel Wasser unter Beigabe von desinfizierendem, wundheilendem Mittel ausspülen oder ausschwemmen. Falls nicht vorhanden, Essig oder Zitronensaft auf die Wunde träufeln. Einen homöopathisch praktizierenden Arzt aufsuchen. Raffinierte Kohlenhydrate (Auszugsmehl und alle Fabrikzuckerarten und deren Produkte) meiden.[184] Gesunde Lebensweise einhalten. Fussbäder und Darmreinigung nicht vergessen! Siehe auch Kapitel 3.8, Massnahmen bei Unwohlsein, Erkältungen und Infekten.

Bei Krankheitszeichen:

Tollwut ist homöopathisch behandelbar. Konsultieren Sie einen homöopathisch praktizierenden Arzt (Meldepflicht). Schulmedizinisch wird die Impfung als Behandlung eingesetzt.

Erkrankungshäufigkeit

Sehr, sehr seltene Erkrankung.

Risiken, Komplikationen und Folgeschäden

Lähmungen im Atmungssystem, Herzlähmung, Tod. In Deutschland starben zwischen 1950 bis 1982, also innerhalb 32 Jahren 39 Menschen an Tollwut.

Immunität nach Erkrankung

Eine Immunität nach einer Tollwuterkrankung entfällt in den meisten Fällen, da der Ausgang oft tödlich ist.

Besonderes

In Europa sind es erkrankte Füchse und Ratten, die Haustiere anstecken können. Die Inkubationszeit ist von Tier zu Tier verschieden (10 bis 60 Tage). Erkrankte Tiere sterben in

---

[184] Sandler, B. P., American Journal of Pathology, Vol. 17, p. 69, 1941

der Regel innerhalb von 10 - 17 Tagen. Meldepflichtig sind die Verletzung eines Menschen durch ein tollwutkrankes oder - verdächtiges Tier, sowie Krankheitsverdacht, Erkrankung und Tod.

Hinweis

Für die Ansteckung sowie für den Krankheitsverlauf spielt die Ernährung eine zentrale Rolle.

Tollwutimpfung

Impfstoff und Zusatzstoffe

Abgetötete, auf menschlichen Föten gezüchtete Tollwutviren mit geringen Spuren von Hühnereiweiss und Thiomersal, Humanalbumin, Kälberserum, Antibiotika, Phenolrot, Salze, Zucker, Polygelin, etc.

Schulmedizinische Impfempfehlung

Nach Speichelkontakt durch erkrankte Tiere werden mindestens 5 Impfdosen in zeitlichen Abständen gespritzt. Nachkontrollen des Gegenkörper-(Antikörper-) spiegels und allfällige zusätzliche Impfungen. Auffrischungsimpfungen alle 2 bis 5 Jahre. Bei gefährdeten Personen (Tierärzte, Wildhüter, Reisende in ostasiatischen Raum) werden vorbeugend Impfungen empfohlen.

Impfreaktionen, Impfkomplikationen und Folgeschäden

Lokalreaktionen wie Schmerz, Rötung und Schwellung. Fieber, Lymphknotenschwellung, Gelenkschmerzen und Beschwerden des Magen-Darm-Traktes, Kopfschmerzen, Abgeschlagenheit, allergische Reaktionen, neurologische Störungen, Lähmungen bis hin zur Atemlähmung (GBS), Muskelkrämpfe, Sensibilitätsstörungen, Gangstörungen, Kreislaufreaktionen, Schweissausbrüche, Schüttelfrost, Myalgien,

Immunität

Eine Immunität nach dieser Impfung ist nie nachgewiesen worden.

Besonderes

Nach Tollwutkontakt wird bei Ungeimpften gleichzeitig aktiv und passiv geimpft. Zur Bekämpfung der Wildtollwut werden in Europa für Füchse Köder mit abgeschwächten Tollwutviren ausgelegt (Tierimpfung). Solche Köder sollen nicht berührt werden. In einem Tierpark in Kenia wurden wilde Hunde geimpft. Ganze Rudel von Hunden starben nach der Impfung an Tollwut.[185] In einigen Ländern, z.B. in Australien, ist die Einfuhr von tollwutgeimpften Tieren verboten. Da diese Länder tollwutfrei sind, besteht die Gefahr, durch geimpfte Tiere die Krankheit einzuschleppen.

Dr. Charles W. Dulles in Philadelphia, der sehr grosse Erfahrung in der Behandlung von Personen hat, welche von tollwütigen Hunden gebissen wurden, sagt: *"In 30 Jahren habe ich keinen einzigen Tollwutanfall erlebt, ich habe wahrscheinlich mehr Fälle sog. Hydrophobie gesehen als jeder andere Mediziner."* Nur ein winziger Prozentsatz der Menschen, die von einem tollwütigen Hund gebissen werden, stecken sich wirklich an (sehr viel weniger als 1 %). *Oft erweist sich, dass der Impfstoff und nicht der Biss die Infektion verursacht hat, z. B. wenn sich später herausstellt,*

---

185 Süddeutsche Zeitung, 26.11.1992

dass das Tier kerngesund war. Darüber hinaus verursacht der Biss eines tollwütigen Tieres vermutlich nie den Ausbruch der Erkrankung, wenn man die Grundregeln der Hygiene befolgt und die Wunde sogleich ausdrückt und unter fliessendem Wasser gewissenhaft reinigt. Ausserdem sind manche Fachärzte der Meinung, die Tollwut als umschriebene Krankheit komme nur bei Tieren vor, das, was beim Menschen oft als Tollwut diagnostiziert werde, sei in Wahrheit Tetanus. Das sei auch der Grund, warum meistens nach Hundebissen gegen Tetanus geimpft werde.[186]

---

[186] Grätz J.-F., Dr., Klassische Homöopathie für die junge Familie, Hirthammer Verlag, 1999, Bnd. 2, S. 133

2.15 Scharlach

Scharlacherkrankung

Krankheitsbild

Scharlachkranke haben Schluckbeschwerden, Halsweh, Kopfweh, Erbrechen und Fieber. Ab dem zweiten Krankheitstag erscheint am Rumpf und an den Innenseiten der Oberschenkel ein feinfleckiger, roter Ausschlag. Die Zunge ist anfänglich belegt, nachher rot mit geschwollenen Papillen (die sogenannte Himbeerzunge). In der 2. bis 3. Krankheitswoche beginnt sich die Haut, besonders an den Handflächen und an den Fusssohlen, wie Seidenpapier zu schälen. Die Krankheit verläuft heute meist so harmlos, dass sie erst beim Abschälen der Haut als durchgemachter Scharlach erkannt wird.

Erreger und Bedingungen

Bakterium (Streptokokken A, verschiedene Untertypen). Die Ansteckung geschieht von Mensch zu Mensch und über infizierte Gegenstände. Die Krankheit befällt gewöhnlich Kinder zwischen 2 bis 9 Jahren. Nicht jedes Kind mit Ansteckungsmöglichkeit bekommt Scharlach. Ausschlaggebend ist der Allgemeinzustand.

Inkubationszeit

Die Inkubationszeit beträgt 1 - 7 Tage. In dieser Zeit sind die Angesteckten müde und haben weniger Appetit. Kinder sind „anhänglicher“ und unruhig. Man erkennt leicht, dass eine Krankheit im Anzug ist.

Behandlung

Bei Halsschmerzen helfen kalte Wickel. Mundspülungen und Gurgeln mit Salbeitee (evtl. mit Honig gesüsst) wirken lindernd. Scharlach sollte unbedingt homöopathisch behandelt werden und nicht mit Antibiotika. Konsultieren Sie einen erfahrenen, klassisch arbeitenden Homöopathen. Fussbäder nicht vergessen. Siehe auch Kapitel 3.8, Massnahmen bei Unwohlsein, Erkältungen und Infekten.

Erkrankungshäufigkeit

Nicht alle Angesteckten bekommen Scharlach. Dank den verbesserten Lebensbedingungen ist die Erkrankung laufend zurückgegangen.

Risiken, Komplikationen und Folgeschäden

Heute bestehen bei entsprechender Behandlung keine Risiken. Früher waren Gelenk-, Mittelohr-, Nieren- und Herzmuskelentzündungen mit Folgeschäden bekannt.

Immunität nach Erkrankung

Wird Scharlach naturheilkundlich, d.h. ohne Antibiotika behandelt, so beobachtet man kein erneutes Auftreten der Krankheit.

Besonderes

Gegen Scharlach wird nicht geimpft, da man den Impfstoff wegen der vielen und starken Nebenwirkungen wieder zurückgezogen hat. Am Beispiel Scharlach ist ersichtlich, dass der Grund für den Rückgang der Infektionskrankheiten, die verbesserten Lebensverhältnisse sind. Noch vor etwa 100 Jahren verstarben viele Kinder an Scharlach. Heute ist es dagegen so, dass wenn ein Kind mehrmals eine Halsentzündung hatte, der Arzt einen Rachenabstrich vorschlägt, damit er Scharlach diagnostizieren kann. Die meisten Kinder von früher waren unterernährt. Wegen fehlender Hygiene und fehlendem sauberem Trinkwasser konnten damals selbst Erkrankungen wie Scharlach verheerend wirken.

Es ist beobachtet worden, dass Kinder mit vergrösserten Mandeln besonders anfällig für Scharlach sind. Dies ist ganz selbstverständlich, weil vergrösserte Mandeln Zeichen eines überforderten Abwehrsystems sind und der Mensch dann allgemein krankheitsanfällig ist.

Um Scharlach sicher zu diagnostizieren, kann man in den ersten 8 Tagen nach Ausbruch des Ausschlages mit dem Finger oder mit einem Glasspatel über den Ausschlag streifen. Eine flüchtige Blässe zeigt sich, bevor die Scharlachrötung zurückkehrt. Bei keiner anderen Krankheit ist dieses Symptom so ausgeprägt vorhanden.

Scharlach verschwand ohne Impfung

Das beste Beispiel für den Rückgang einer Krankheit ohne jegliche Impfung dürfte Scharlach sein. In den sechziger Jahren wurde ein Impfstoff entwickelt, der jedoch bereits wenige Monate nach seiner Einführung wegen seiner starken Nebenwirkungen und etlicher Todesfälle wieder zurück gezogen wurde. In der Graphik auf Seite 142 ist deutlich ersichtlich, dass die Krankheit einen sehr steilen Rückgang hatte. Vor allem nach dem Zweiten Weltkrieg, als es den Menschen in Deutschland wieder besser ging und der Aufschwung voll im Gang war, fiel die Sterblichkeit rapide ab. Seit 1984 gibt es in

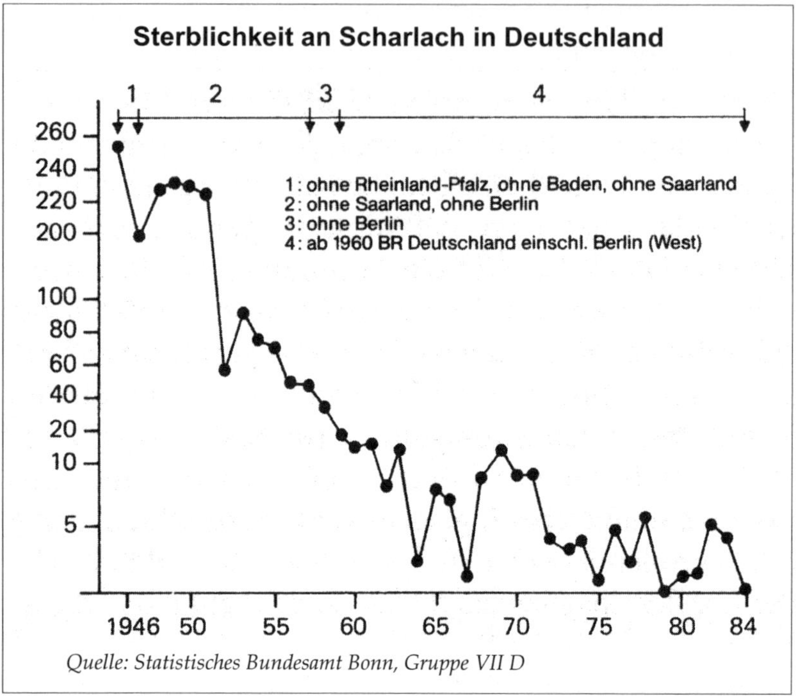

Bild 12
Ohne Impfungen erreichte die Sterblichkeit durch Scharlach in Deutschland 1984 den Nullpunkt.

Deutschland keine Sterbefälle an Scharlach mehr. Diese Zahlen sind auf den gesamten deutschsprachigen Raum übertragbar, da wir die gleiche seuchenhygienische Situation haben. Dieser Rückgang einer Krankheit oder Todesfällen ohne Impfung gilt ebenfalls für die Cholera, Säuglingssterblichkeit allgemein, Typhus, etc. Auch hier wurden keine (Massen-) Impfungen eingesetzt und die Sterblichkeit ging zurück oder verschwand vollends.

Kapitel 3

Erkenntnisse aus Beobachtung und Erfahrung

3.1 Wussten Sie, dass ... ?

- sämtliche Infektionskrankheiten bereits zurückgingen, bevor geimpft wurde?
- sich bei Krankheiten gegen die geimpft wurde, z.B. Pocken und Diphtherie, und Krankheiten gegen die nicht geimpft wurde, z.B. Cholera und Scharlach, sich statistisch rückläufige Kurven zeigen?
- die Ärzte während ihrer Ausbildung flüchtig über Impfungen unterrichtet werden und ihre Informationen fast ausschliesslich von den Impfstoffherstellern stammen?
- seit 1. Dez. 1987 aussergewöhnliche Impfreaktionen in der Schweiz meldepflichtig sind (Epidemiegesetz Art. 27 Abs. 1) und die wenigsten Ärzte dies wissen?
- es in Deutschland anerkannte Impfschäden gibt, die bei staatlich empfohlenen Impfungen schadenersatzpflichtig sind; bei nicht empfohlenen Impfungen der impfende Arzt schadenersatzpflichtig ist?
- Impfstoffe meist auf Grund der Vermutung, dass sie Schutz bieten, freigegeben werden, jedoch die Vermutung wissenschaftlich nie belegt wurde?
- bei der Impfstoffherstellung aus dem Nährboden der gezüchteten Erreger unbekannte Begleitstoffe hinzukommen können, die das Risiko einer zusätzlichen Erkrankung bergen?

- unzählige Mäuse, Meerschweinchen, Kaninchen, Katzen, Hunde und Affen in Stresssituationen leben mussten (und müssen), um Impfstoffe und deren Anwendung zu entwickeln und zu testen?
- Menschen und Tiere nicht gleich reagieren und deshalb Ergebnisse aus Tierversuchen nicht auf Menschen übertragbar sind?
- im Studium der Medizin keine Gesundheitsvorsorge gelehrt wird und der Arzt nur ausgebildet wird, Krankheiten zu suchen, zu finden und zu behandeln?
- nicht alle Inhalts- und Zusatzstoffe einer Impfung im Beipackzettel aufgeführt werden müssen?
- Formaldehyd in der Möbelindustrie wegen seiner krebserzeugenden Wirkung nicht mehr verwendet werden darf, aber in fast allen Impfstoffen enthalten ist?
- dass die Infektionstheorie und mit ihr das Impfen auf den Untersuchungen von Louis Pasteur beruht, dem in der Zwischenzeit aber Wissenschaftsbetrug nachgewiesen wurde?
- die Inhaltsstoffe Quecksilber und Aluminium gefährliche Nervengifte sind?
- Impfungen ein massiver Eingriff in das kindliche Immunsystem darstellen?
- gentechnisch hergestellte Impfstoffe zu einer irreversiblen Verseuchung der Erbsubstanz führen können?
- der Inhaltsstoff Phenolrot in den Impfstoffen erlaubt, aber in der Nahrungsmittelindustrie verboten ist?

3.2 Impfungen und ihre Auswirkungen

Die 200-jährige Erfahrung mit Impfungen zeigt, dass die erhoffte Wirkung nicht erreicht werden konnte. Wie anders liessen sich sonst Krankheitsausbrüche in wohldurchgeimpften Populationen erklären?

Jede Impfung ist ein Eingriff in das Immunsystem

- Impfstoffe auf bakterieller und viraler Basis enthalten Spuren von artfremdem Eiweiss.
- Die Impfzusatzstoffe sind nebst dem eigentlichen Impfstoff eine weitere gesundheitliche Belastung.
- Der (kindliche) Organismus ist nicht in der Lage, mittels Impfstoffen die erhofften Schutzstoffe zu entwickeln.
- Impfungen entsprechen nicht dem natürlichen Infektionsweg und sind deshalb widernatürlich.
- Der gleichzeitige Kontakt mit mehreren verschiedenen krankmachenden Stoffen (3-6fach-Impfungen) kommt in der Natur nicht vor.
- Andererseits ist bei der Verabreichung von mehreren einzelnen Impfstoffen die gesamte Dosis von (schädigenden) Zusatzstoffen erhöht.
- Nur ein 'ganz gesunder' Mensch kann eine solche Herausforderung schadlos überstehen.
- Routinemässige Impfungen gehen nicht auf die Einzigartigkeit, die anlagemässigen Schwächen, die gegebene Gesundheitssituation und das momentane Umfeld des zu Impfenden ein.

Das Einspritzen des Impfstoffes ist schmerzhaft

- Kinder machen erste Erfahrungen mit "Gewaltanwendung".
- Kinder erinnern sich an die schmerzliche Erfahrung.
- Je jünger das Kind ist, desto tiefer sitzt die Angst des Ausgeliefertseins.
- Vom Kind aus gesehen ist jede Impfung willkürlich.

Jede Impfung hat mehr oder weniger starke Nebenwirkungen

- Sie können kaum erkennbar bis auffällig oder offensichtlich belastend sein.
- Sie können zeitlich begrenzt, von vorübergehender Dauer sein, z. B. örtliche Reaktionen an der Impfstelle, Schlafstörungen usw.
- Sie können radikale Folgen haben, z. B. plötzlicher Kindstod.
- Sie sind nicht erkennbar: Das Abwehrsystem ist so intakt, dass es auf den Impfstoff ohne äussere Zeichen reagiert, oder so schwach, dass es nicht reagieren kann.
- Sie können sofort, jedoch auch Stunden, Tage, Monate oder Jahre später auftreten.

Impfungen können zu, im Moment nicht erkennbaren, Folgeschäden führen z. B.:

- Chronische Infektanfälligkeit, vorwiegend Mittelohrentzündungen, Halsentzündungen, etc.
- Verstärkung der Neigung und Auslösen von sogenannten Allergien (Hautallergien, Heuschnupfen, Asthma).
- Wesensveränderungen, Schwererziehbarkeit, POS, Ver-

stärkung der Neigung und Auslösen von Krampfanfällen und Epilepsie, sowie Zuckerkrankheit.

- Folgen einer nicht erkannten Enzephalopathie.
- Impfnarben können energetische Störfelder hinterlassen.

Sie können, durch Impfzusatzstoffe und die Anwesenheit von Fremdviren Spätfolgen haben, z. B.

- Diabetes,[187]
- Multiple Sklerose,[188] Rheuma [189]
- Parkinsonsche Erkrankung,
- Krebs (Blutkrebs/Leukämie),[190] [191]
- Alzheimer,
- Aids [192] usw.

Der Bezug zu den Impfungen ist dann nicht mehr offensichtlich (Zeitfaktor).

187 Classen W. et al. New Zealand Med J 24.5.96, S. 196-196
188 Miller, Cendronesti, Saphira 1967, Br Med J 22.4.: 210-213
189 R. Mendelsohn, The Peoples Doctor Newsletter, Bd. 7, Nr. 10
190 Innis 1995, Lancet 13 March, 605-606
190 Lancaster + Clements 1995, Lancet 20 March, 654-655
192 Kyle W.S., 1992, Lancet, 339: 600-601

Es ist zu befürchten, dass mit zunehmender Anzahl Impfungen das Immunsystem immer mehr belastet wird

- Schulmedizinische Empfehlung je nach Land: (Siehe länderspezifische Empfehlungen und Impfpläne auf den Seiten 26 bis 32).

In den ersten 2 Lebensjahren	19 - 27 Impfdosen
bis ins Alter von 15 Jahren zusätzlich	4 - 15 Impfdosen
bis ins Alter von 60 Jahren zusätzlich	0 - 15 Impfdosen
Total Impfdosen	**23 - 57**
bis ins Alter von 80 Jahren (Grippe)	15 Impfdosen
Total Impfdosen	**23 - 72**

In den genannten Zahlen sind Impfungen, bzw. Nachimpfungen für Risikogruppen, wie z.B. Hepatitis B und evtl. A, FSME, Tollwut, allfällige zusätzliche Impfungen gegen Tuberkulose, Windpocken, und „Reiseimpfungen“ nicht inbegriffen.

Jede Impfung kann das Immunsystem schwächen

- Folgen: Der Mensch wird allgemein krankheitsanfälliger.
- Bei Erkrankungen werden üblicherweise Medikamente, wie z. B. Antibiotika und Kortikoide, welche die Abwehrkraft schwächen, verschrieben.
- Oft wird Röntgen (ebenfalls abwehrkraftschwächend) als Diagnose-Hilfsmittel verwendet.
- Das Immunsystem ist blockiert und als Folge tritt eine Immunschwäche auf.

Impfungen haben Einfluss auf die kommenden Generationen

- Frauen, die Kinderkrankheiten nicht durchlebt haben, können ihren Kindern für die ersten Lebensmonate keine Schutzstoffe der betreffenden Krankheiten mitgeben.
- Mögliche Erbgutveränderungen sind nicht ausgeschlossen (vererbte Infektanfälligkeit, Zahnmissbildungen, Ekzembereitschaft, Diabetes usw.).
- Mit den neuen, gentechnisch hergestellten Impfstoffen ist noch vollkommen unabsehbar, wie die Folgen für die kommenden Generationen sein werden.

Impfungen sind langfristig aus gesundheitspolitischen und volkswirtschaftlichen Gründen nicht zweckmässig

- Impfungen fördern die Volksgesundheit nicht.
- Impfungen kosten viel (fehlinvestiertes) Geld.
- Die Kosten für die Impfschadensfälle gehen in's unermessliche.

Impfungen bringen nicht den erhofften Erfolg

Es ist naheliegend, an der Impftheorie zu zweifeln. Sie ist nach den gemachten Erfahrungen nicht mehr haltbar. Unser Immunsystem und seine Reaktionsweisen sind (noch) nicht erforscht. Die Wirklichkeit ist vielfältiger und komplizierter, als unsere bisherigen Vorstellungen. Das Immunsystem ist rein körperlich und organisch nicht zu erfassen. Der seelisch-geistige Anteil des Menschen in seiner Einzigartigkeit muss mit einbezogen werden. Kommt noch hinzu, das bei einer natürlichen Erkrankung im Körper ganz andere Vorgänge ablaufen, als bei einer Impfung. Bei den heute geläufigen Infektionskrankheiten gelangen die Erreger über die Schleimhaut in unseren Organismus. Dort kommen sie mit sämtlichen Abwehrbarrieren, die unser Körper zu bieten hat, in Kontakt. Abwehrstoffe haften sich ihnen an die Fersen. Abwehrzellen erkennen sie dann und greifen sie an. Schliesslich werden sie von Fresszellen zerstört und verdaut. Alle Informationen und Merkmale der Erreger gelangen nun an die T-Helfer-1-Zellen, damit sie bei einem späteren Kontakt mit dem Erreger noch schneller reagieren können.

Diese erste Verteidigungslinie unseres Organismus nennen wir auch zelluläres Immunsystem. Es bildet die Voraussetzung für die Schaffung einer dauerhaften Immunität. Wie man unschwer erkennen kann, findet dieser Teil bei einer echten Erkrankung statt, aber nicht bei einer Impfung, bei der die Erreger direkt in den Muskel gespritzt werden.

In einer zweiten Verteidigungslinie geben die Fresszellen Informationen über den Erreger mit Hilfe der sogenannten T-Helfer-2-Zellen an spezialisierte weisse Blutkörperchen weiter. Diese werden dadurch angeregt, Antikörper zu bilden. Diese zweite Verteidigungslinie nennt man auch humorales Immunsystem.

In einem gesunden Immunsystem, bzw. bei einer natürlich auftretenden Krankheit, besteht ein Gleichgewicht zwischen Abwehrstoffen und Abwehrzellen. Dies ist von der Natur aus auch so vorgesehen. Ist aber dieses Gleichgewicht gestört und es überwiegt das humorale Immunsystem, wie dies beim Impfen der Fall ist, dann wird die Produktion von Abwehrstoffen angeregt, die dann zu einer Überreaktion gegen harmlose Stoffe wie Lebensmittel oder Teilchen in der Atemluft führen. Wir nennen dies dann den Beginn einer allergischen Erkrankung.

Ist das zelluläre Immunsystem aber ausreichend stark genug, so kann es zu keiner allergischen Reaktion kommen.[193]
Heute wird durch das Impfen ein starkes Übergewicht auf das humorale Immunsystem gelegt. Man weiss gesichert, dass Faktoren, die das zelluläre System schwächen und dem Entstehen von Allergien Tür und Tor öffnen, der mangelnde Kontakt mit Mikroben durch unseren Hygienewahn, Antibiotika sowie Impfungen sind.[194]

Impfungen führen in eine Sackgasse

Impfungen sind widernatürlich. Sie belasten den Organismus und können zu zusätzlichen vermeidbaren Erkrankungen führen, deren Ursachen von Schulmedizinern und Eltern - teils wegen der dazwischenliegenden Zeitspanne – kaum mit den Impfungen im Zusammenhang gesehen werden. Belastende Abklärungsmethoden wie Röntgen, medikamentöse, immunschwächende Behandlungen durch Antibiotika, etc. belasten den Organismus zusätzlich. Damit wird eine schnelle Heilbehandlung verpasst und durch eine Symptombehandlung ersetzt. Ein Teufelskreis beginnt.

Die einzige Möglichkeit, sich vor (schweren) Erkrankungen mit Folgeschäden zu schützen und bei Erkrankung den Genesungsverlauf positiv zu beeinflussen, ist die Erhaltung und Unterstützung eines gesunden, intakten Immunsystems durch eine natürliche Lebens- und Heilweise. Bei krankhafter Veranlagung kann eine Konstitutionsbehandlung durch einen erfahrenen, klassisch arbeitenden Homöopathen empfehlenswert sein.

---

193 Hirte M., Impfen, Pro & Contra, Knaur Verlag 2001
194 Hirte ebenda

3.3 Impfungen aus homöopathischer Sicht

Grundlagen der Klassischen Homöopathie

Die Homöopathie arbeitet wie andere Naturheilverfahren mit den natürlichen Heilkräften im Menschen. Homöopathie ist eine medizinische Therapie, die die Ursache und den Kern von Krankheiten auflösen und heilen will. Es ist das Ziel, die körpereigenen Kräfte zu unterstützen und die individuelle Konstitution jedes Menschen zu stärken. Der Nährboden, das menschliche Abwehrsystem (Immunsystem) ist ausschlaggebend, ob sich ein krankmachender Keim ausbreiten kann. Die Homöopathie ist daran interessiert, die Ursachen der Erkrankungen zu erkennen, damit der Patient mögliches Fehlverhalten ändern kann.

Die Homöopathie wurde uns in der Form, wie sie heute als Klassische Homöopathie praktiziert wird, vom berühmten Arzt Dr. Samuel Hahnemann (1755-1843) überliefert. Er erkannte, dass Stoffe, die beim gesunden Menschen krankhafte Erscheinungen hervorrufen, in ihrer potenzierten Form (Spezialverfahren zur Gewinnung homöopathischer Heilmittel) dieselben ähnlichen Krankheiten heilen. Anders ausgedrückt: Die Lebenskraft wird zur Selbstheilung angeregt, ganz nach dem Naturgesetz (Ähnlichkeitsgesetz) „Simila Similibus Curentur" was bedeutet: „Ähnliches werde durch Ähnliches geheilt."

Hahnemann selber, ein Zeitgenosse von Edward Jenner (Begründer der Pockenimpfung), begrüsste anfänglich die Pockenimpfungen, erkannte jedoch bald, dass er sich getäuscht hatte. Es sind auch heute vorwiegend klassisch homöopathisch Arbeitende, die bei der ausführlichen Befragung (Anamnese) ihrer Patienten den Bezug von verschiedenen Leiden zu den Impfungen erkennen und deshalb Impfungen gegenüber kritisch-beobachtend eingestellt sind.

Konstitutionsbehandlung als Alternative zum Impfen

Hinter der Grundidee des Impfens steckt das Ziel, Krankheiten vorzubeugen. Es wird vergessen, dass in der Krankheit eine Chance liegen kann. Mit der herkömmlichen Impfung können Bewusstseinsprozesse verdrängt und blockiert werden. Eine echte Hilfe bietet die Klassische Homöopathie in einer Konstitutionsbehandlung. Durch eine Konstitutionsbehandlung ist es möglich, anlagemässige Schwachstellen anzugehen und positiv zu beeinflussen. Die Abwehrkraft des Organismus wird generell gestärkt. Eine gute Ausgangslage, verbunden mit einer natürlichen Lebens- und Heilweise, hilft dem Menschen, sein Abwehrsystem intakt und aktiv zu halten.

Die „Homöopathische Impfung"

Infektionskrankheiten können in der Regel mit Nosoden (aus menschlichen oder tierischen Krankheitsstoffen gewonnene homöopathische Arzneimittel), wenn gleichzeitig die entsprechenden Krankheitszeichen vorhanden sind, homöopathisch erfolgreich behandelt werden. Dies verleitet dazu, solche Nosodenpräparate vorbeugend einzusetzen. Sie sind jedoch *nicht* in der Lage, im Sinne einer Impfung, den Organismus künstlich und gewaltsam zur Bildung von Gegenkörpern (Antikörper) zu veranlassen. Dies ist auch nicht die Absicht einer homöopathischen Behandlung. Sie will nicht mit allen

Mitteln eine natürliche Infektion, die die Widerstandskraft stärkt, verhindern. Eine homöopathische Behandlung hat zum Ziel, gefährliche, schädliche Folgen von Infektionskrankheiten zu vermeiden. Oder anders gesagt: Ein Kind darf aus homöopathischer Sicht z. B. an Masern erkranken, aber der Verlauf soll ohne Komplikationen sein.

„Homöopathische Impfungen" nach dem Prinzip der üblichen Impfungen, gibt es also nicht.

Dr. J.-F. Grätz schreibt hierzu: *„Abgesehen von der Wirkungslosigkeit der sog. „homöopathischen Impfungen" und dem Verstoss gegen die homöopathischen Gesetzmässigkeiten, ist meines Erachtens dieses in Mode kommende, propagierte Vorgehen aus einer ganz anderen Sicht recht gefährlich: Es trägt die Idee der Impfungen weiter und gibt dem schulmedizinischen Gedanken fortwährend Nahrung, so dass damit – ohne das eigentlich zu wollen – den Impfbefürwortern in die Hände gespielt wird. Also das genaue Gegenteil der ursprünglichen Intentionen! Die Impfungen werden demnach viel langsamer verschwinden, denn sie werden zunehmend durch eine immer breiter werdende Öffentlichkeit aus dem Lager der Naturheilkunde indirekt unterstützt! (....) Aus diesem Grunde ist es äusserst wichtig, mit einer derart falsch verstandenen Homöopathie aufzuhören."* [195]

Impfreaktionen, Impfkomplikationen und Folgeschäden

Entscheidet sich jemand für eine Impfung, kann eine begleitende, homöopathische Behandlung vor, während und/oder nach der Impfung von Nutzen sein. Komplikationen sind we-

[195] Grätz J.-F. Dr., Klassische Homöopathie für die junge Familie, Hirthammer 1999, Bnd, 1, 231

niger häufig. Allerdings können auch dann unerwünschte (Spät-) Folgen nach Impfungen nicht ausgeschlossen werden. Da bei einer homöopathischen Behandlung die richtige Verschreibung, die auf der genauen Befragung des Patienten gründet, die Voraussetzung für einen Heilungserfolg ist, kann ein Zusammenhang von Impfung und Leiden vermutet werden. Der Beweis scheint gegeben, wenn eine Nosode oder ein sonst optimal gewähltes Mittel, verschrieben nach dem Ähnlichkeitsgesetz, die Besserung der Beschwerden, oder sogar eine Heilung bewirkt. Die gemachten Erfahrungen bestätigen, dass die Homöopathie bei Impfkomplikationen und Folgeschäden eine echte Hilfe bieten kann, selbst dann, wenn Impfungen Jahre zurückliegen und der Bezug der Leiden zu den Impfungen erst nach Jahrzehnten erkannt wird. Allerdings ist die Homöopathie keine „Schubladenmedizin". Sie ist eine Heilkunst, die grosses Wissen und Erfahrung voraussetzt. Zudem ist nicht jeder Impfschaden heilbar, auch nicht mit der Homöopathie.

Homöopathie macht Impfungen überflüssig

„Die Homöopathie ist eine Behandlungsweise, die Impfungen überflüssig macht, da sie Schwächen heilt, die Grundlage für Infektionskrankheiten und ihre Komplikationen sind", schreibt Dr. Pfeiffer, langjähriger, homöopathisch arbeitender Kinderarzt. Unter Schwächen werden vererbte Veranlagungen verstanden, die sich in der familiären Neigung zu bestimmten gesundheitlichen Störungen und in schweren Erkrankungen äussern. In der Homöopathie werden solche Grundveranlagungen Miasmen genannt. Die homöopathische Praxis zeigt, dass schwere Erkrankungen mit Komplikationen, auch Impfreaktion und -schäden, besonders dann auftreten, wenn in Familien gehäuft chronische Erkrankungen vorliegen.

Der beste Schutz vor schweren Erkrankungen ist eine homöopathische, antimiasmatische Behandlung und Konstitutionsbehandlung. Sie sollte idealerweise schon vor der Zeugung bei den zukünftigen Eltern erfolgen. Wurde dieser Zeitpunkt verpasst, gilt als Behandlungseinstieg: Besser spät als nie![196]

Dr. Joachim-F. Grätz, Kenner der Impfproblematik und spezialisiert auf Impfschäden, schreibt: „Insgesamt gesehen ist zu beobachten, dass Menschen, die inzwischen in der zweiten oder dritten Generation homöopathisch behandelt werden, selten akut erkranken, und wenn, dann nur kurz und heftig, aber ohne Komplikationen“[197].

---

[196] Grätz J.-F., Dr., Klassische Homöopathie für die junge Familie, Hirthammer 1999, 2 Bände

[197] Grätz J.-F., Dr., Sind Impfungen sinnvoll? Ein Ratgeber aus der homöopathischen Praxis, Hirthammer, 5. Aufl., 1998

3.4 Ihr Kind ist geimpft

Ihr Kind hat die Impfungen hinter sich. Alles ist gut überstanden. Es hat keinen ersichtlichen Schaden davongetragen und entwickelt sich gut. Seien Sie dankbar dafür und freuen Sie sich an Ihrem Kind.

Oder etwa doch nicht? Ist Ihnen beim Lesen dieser Schrift in den Sinn gekommen, dass Ihr Kind gesundheitliche Störungen hat, die mit den Impfungen im Zusammenhang stehen könnten? Gehen Sie mit dem Kind in eine ärztliche oder heilpädagogische Behandlung?

Impfungen können nicht mehr rückgängig gemacht werden. Für Folgeschäden bieten jedoch Naturheilverfahren Behandlungschancen. Gute Erfahrungen wurden mit der Klassischen Homöopathie und z. B. auch mit Reflexzonentherapie am Fuss, usw., gemacht. Natürliche Heilverfahren können sichtbare, teils verblüffende Erfolge bringen.

Die AEGIS-Organisationen der verschiedenen Länder führen Listen mit Homöopathen und Fachleuten, die Erfahrung mit der Behandlung von Impfschäden haben. Die entsprechenden Adressen von AEGIS finden Sie auf der Seite 193. Die Herausgeber von *Rund ums Impfen* versuchen Ihnen weiterzuhelfen und beraten Sie kostenlos. Sie sind auch an Ihren Erfahrungen, die Sie mit dem Impfen gemacht haben, interessiert.

3.5 Sie haben sich für eine Impfung entschieden!

Sie haben sich, unter Einbezug Ihrer persönlichen Situation, Ihren Erfahrungen und Ihrem inneren Gefühl für eine Impfung entschieden. Wir raten Ihnen, um das Risiko unerwünschter Impffolgen möglichst klein zu halten, folgendes zu beachten:

Klären Sie mit dem impfenden Arzt allfällige Fragen

- Sie haben ein Recht, Unklarheiten zu bereinigen. Der Arzt andererseits hat eine Aufklärungspflicht.
- Gehen Sie, vor allem für das Aufklärungsgespräch, nicht mit dem Kind allein zum Impfen. Der Entscheid sollte von beiden Eltern bzw. Miterziehenden getragen werden.

Lassen Sie sich über folgendes informieren:

- Beschreibung und Bedeutung der Krankheit, gegen die geimpft werden soll und Bedeutung der Impfung für **Ihr** Kind
- Durchführung der Impfung
- Impfreaktionen, allfällige mögliche Komplikationen anhand des Beipackzettels
- Gegenanzeigen (Kontraindikationen)
- Bestehen Sie auf Einfachimpfungen (nicht kombinierte Impfungen wie DTPa = Diphtherie, Wundstarrkrampf und Keuchhusten, oder MMR = Masern, Mumps, Röteln). In der Natur kommt die gleichzeitige Infektion z. B. von Diphtherie, Starrkrampf und Keuchhusten auch nicht vor. Das Immunsystem ist damit überfordert.

NB: Werden mehrere Impfungen in Einzeldosen verabreicht, ist gesamthaft gesehen die Dosis der (schädigenden) Zusatzstoffe erhöht.

- Sprechen Sie Ihre Vorstellungen aus und das geplante Vorgehen ab.
- Sind Sie unsicher, haben Sie den Mut, eine Bedenkzeit einzuschalten.

Verlangen Sie vor der Impfung eine gründliche Untersuchung Ihres Kindes

Nach einer Impfung muss sich das Immunsystem des Geimpften mit den einverleibten krankmachenden Stoffen auseinandersetzen. Nur ein gesunder Mensch ist dazu im erforderlichen Masse fähig. Je geschwächter ein Mensch ist, desto weniger kann sich sein Immunsystem gegen die krankmachenden Stoffe wehren. Impfkomplikationen und Folgeschäden sind dann häufiger und schwerer. Säuglinge, Kleinkinder und betagte Leute sind besonders gefährdet. Deshalb soll jeder zu Impfende vor der Impfung gründlich ärztlich untersucht werden.

Nicht geimpft werden sollte:

- bei Frühgeburten, Mehrlingsgeburten und Mangelgeburten, auch nachdem sie das erforderliche Gewicht und/oder Alter erreicht haben
- bei Komplikationen in der Schwangerschaft und/oder bei der Geburt
- bei allen Infekten, auch leichten Erkältungen wie Schnupfen, Husten usw.
- bei Fieber

- bei einer Milchunverträglichkeit
- in der Erholungsphase nach einer Erkrankung/Operation
- bei möglicher Infektionsgefahr im Familienkreis und näheren Umgebung
- während der Zahnungsphase (Erfahrungen zeigen, dass Kinder in dieser Zeit infektanfälliger sind)
- bei chronischen Infekten/Erkrankungen
- bei Medikamenteneinnahme, auch z. B. Eisenpräparate
- bei hirnbedingten (cerebralen) Bewegungsstörungen
- bei geistigen und körperlichen Entwicklungsverzögerungen
- bei Überempfindlichkeiten sog. Allergien wie Säuglingsekzem, chronischem Hautausschlag (Neurodermitis), Heuschnupfen, Asthma, auch wenn diese Krankheiten in der Familie vorkommen, das Kind also selber nicht betroffen ist
- bei Krampfneigung und Anfallsleiden, auch wenn dies in der Familie vorkommt, d.h. das Kind selber gesund ist
- ein Kind unter 3 Jahren (wegen möglicher Enzephalopathie)
- bevor sich das Kind nicht sprachlich verlässlich äussern kann
- bei möglichen Erbbelastungen wie sogenannten Allergien und Anfallsleiden, Zuckerkrankheit, (Diabetes) usw. in der Familie
- wenn der zu Impfende auf eine vorangegangene Impfung stark reagiert hat
- in der Schwangerschaft

Weitere Empfehlungen:

- Vereinbaren Sie den Impftermin am Morgen (Beobachtungsmöglichkeit nach der Impfung).
- Impfen Sie nur, wenn die Ansteckungsmöglichkeit für Grippe/Erkältungen nicht so hoch ist, also besser im Sommer.
- Impfen Sie nicht, wenn eine Infektionskrankheit gerade epidemieartig auftritt oder Fälle von Infektionskrankheiten in Ihrer Nähe aufgetreten sind. Ihr Kind könnte sich bereits angesteckt haben und sich in der Inkubationszeit befinden. Impfen in die Inkubationszeit einer Krankheit hinein aber kann schlimme Folgen haben. Es kann sogar tödlich enden.
- Streicheln Sie und sprechen Sie mit dem Kind während der Einspritzung, nehmen Sie es auf die Arme und trösten Sie es.
- Geben Sie bei Fieber und Schmerzen auf keinen Fall fiebersenkende und schmerzlindernde Medikamente wie z.B. Fieberzäpfchen (Suppositoren). Fieber ist eine Heilreaktion und soll nicht unterdrückt werden. Bei Unruhe hilft ein warmes Fussbad, bei örtlicher Reaktion mit Rötung, Schwellung und Schmerz machen Sie kalte Auflagen mit Wasser, Quark oder Lehm (siehe Kapitel 3.8).
- Geben Sie möglichst keine synthetischen Medikamente und synthetischen Vitamine.
- Notieren Sie Reaktionen und Beobachtungen während eines Monats nach der Impfung (*'Beobachtungen und Reaktionen nach Impfungen'* siehe im Anhang dieses Buches).
- Bewahren Sie den verlangten Beipackzettel und die Beobachtungsblätter mit dem Impfausweis/Impfpass mit Vermerk von Hersteller, Seriennummer und Ablaufdatum des

Impfstoffes auf. Den Impfausweis/Impfpass sollten Sie grundsätzlich aufbewahren, auch im Falle, dass Sie mit dem Impfen nicht fortfahren möchten. Besonders für eine eventuell spätere homöopathische Behandlung sind die Angaben auf dem Impfausweis von grosser Bedeutung.

- Besprechen Sie Reaktionen und Beobachtungen mit dem impfenden Arzt. Bei Unsicherheit verschieben Sie weitere Impfungen oder brechen diese ab.
- Bei aussergewöhnlichen Impfreaktionen machen Sie, in der Schweiz, den Arzt auf die Meldepflicht aufmerksam. Geben Sie ihm als Beleg eine Kopie des ausgefüllten Formulars *„Beobachtungen und Reaktionen nach Impfungen"* ab.
- Senden Sie eine weitere Kopie an die genannte Impf-Organisation in Ihrem Land (wird vertraulich behandelt). Die entsprechenden Adressen finden Sie im Anhang dieses Buches unter *„Wichtige Adressen"*, Seite 193.

3.6 Sie haben sich (vorläufig) gegen Impfungen entschieden

Sie haben sich gut informiert, Ihre und die Situation Ihres Kindes überdacht. Sie sind zum Schluss gekommen, dass Sie Ihr Kind (und sich) vorläufig nicht mehr impfen lassen wollen, weil Sie überzeugt sind, dass jede Impfung ein Eingriff in das Immunsystem ist. Sie möchten alles tun, um die körpereigene Abwehr zu erhalten und durch eine natürliche Lebens- und Heilweise zu fördern. Sie haben die innere Gewissheit, dass Sie recht handeln.

Ihr Entscheid wird auf eine harte Probe gestellt. Sie werden hören, dass Sie verantwortungslos handeln und Sie als Laie von der ganzen Sache nichts verstehen. Sie werden vielleicht als Rabeneltern, Aussenseiter, Sektierer oder Spinner eingestuft. Wenn Sie aus irgend einem Grund, vielleicht wegen einem Unfall, notfallmässig einen rein schulmedizinisch orientierten Arzt aufsuchen, wird er Sie vermutlich mit mehr oder weniger vorwurfsvollen Worten auf Ihre Unterlassung und Ihr unverantwortbares Verhalten aufmerksam machen.

Sind Sie auf solche, oder ähnliche Situationen vorbereitet? Es ist nicht möglich, in kurzer Zeit mit einem überzeugten Impfbefürworter ein erspriessliches Gespräch zu führen. Dazu fehlen ihm grundsätzliche Informationen. Erst wenn er einiges an Fachliteratur gelesen hat, ist ein Dialog möglich. Drängt Sie ein Arzt zum Impfen und versucht Sie zu verängstigen, können Sie ihm das Formular *„Impfbescheinigung, Ärztliche Impferklärung“* (siehe Anhang) abgeben. Jeder Arzt wird sich überlegen, ob er so sicher ist, dass Impfungen nicht schaden, bevor er die Bescheinigung unterschreibt.

Ideal ist, wenn Sie mit Gleichgesinnten Kontakt haben, Menschen, die sich nicht von der Angst, sondern vom Vertrauen in die vorhandenen Kräfte leiten lassen. Das Nachschlagewerk *Förderung der Eigenheilkräfte,* sowie die Bücher von Dr. Rauch, Dr. Rosendorff und Dr. Mendelsohn (*Wie Ihr Kind gesund aufwachsen kann,* siehe auch *Literaturangaben),* können Sie dabei unterstützen.

Hilfreich kann sein, wenn Sie bei gesundheitlichen Störungen in Ihren Massnahmen durch Beratungsstellen (z. B. Gesundheitsberatung) begleitet werden. Nehmen Sie Kontakt mit der Organisation in Ihrem Land auf (siehe Adressen im Anhang auf der Seite 193).

Bei Unsicherheit und/oder schwereren Erkrankungen wenden Sie sich an Fachleute, die Naturheilverfahren kennen, z. B. an Homöopathen, Heilpraktiker oder homöopathisch arbeitende Ärzte. Sie merken vielleicht: Ihr Entscheid ist für Sie eine Herausforderung. Es braucht etwas Mut und Selbstvertrauen. Ihr eigenverantwortliches Handeln wird Sie jedoch bereichern und belohnen.

Möchten Sie vielleicht jetzt mit der angefangenen Grundimmunisierung aufhören, und zu einem späteren Zeitpunkt evtl. weiterimpfen, da Ihr Kind noch sehr klein ist und Sie abwarten möchten, bis es etwas älter ist? Dem steht nichts im Wege. Die Schulmedizin sagt hierzu: Es gibt keine unzulässig grossen Abstände zwischen den Impfungen. Jede Impfung gilt. Auch eine für viele Jahre unterbrochene Grundimmunisierung muss nicht neu begonnen werden![198] Voraussetzung ist natürlich, dass Sie den Impfausweis aufbewahrt haben.

---

[198] Spiess, H., Impfkompendium, 5. Auflage 1999, Thieme Verlag, S. 65

3.7 Ein intaktes Immunsystem
Der beste Schutz

Laut schulmedizinischen Empfehlungen sind in einem Menschenleben heute 40 bis 70 Impfungen nötig. Könnten es in Zukunft gegen 100 Impfdosen sein? Die Impfstoffhersteller sind nämlich momentan daran, eine Impfung zu kreieren, die oral, d. h. als Schluckimpfung, bei der Geburt jedem Kind verabreicht werden soll und die gentechnisch hergestellt bis zu 30 verschiedene Viren, Parasiten und Bakterien enthält, die direkt in die Zellen des Kindes gehen. Hier stellt sich die Frage: „Kann Gesundheit mit Impfungen erkauft werden?" Eine echte Lösung zum Schutz gegen leichte und schwere Erkrankungen ist die Erhaltung und Förderung eines gesunden Immunsystems. „Jeder Mensch hat einen inneren Arzt", sagte Paracelsus (1493 - 1541) bereits vor mehr als fünfhundert Jahren.

Die Erhaltung und Anregung liegt in der persönlichen Verantwortung jedes Einzelnen und wird durch seine Lebens- und Ernährungsweise bestimmt. Wir tragen auch Verantwortung für das Erbgut unserer Nachkommen. Dieses ist durch das Verhalten der Vorfahren beeinflusst. Nicht vom Einzelnen allein abhängig, sondern von der ganzen Gesellschaft, sind unsere Umweltbedingungen. Reine Luft, sauberes Wasser, gesunde Erde können durch entsprechendes Verhalten aller, also der ganzen Gesellschaft und durch politische Entscheide wieder erlangt werden. Wir sind aufgerufen, zur Umwelt Sorge zu tragen und die Naturgesetze zu unserem Wohle zu achten.

Unvernünftige Lebens- und Ernährungsweise, sowie die Umweltbelastungen schwächen das Immunsystem.

Ein direkter Angriff auf das Immunsystem sind:

- Impfungen
- Medikamente wie Antibiotika und Kortikoide
- Röntgenbestrahlungen, Elektrosmog, nukleare Verschmutzung

Ein aktives, eigenes, gesundes Immunsystem ist fähig, sich gegen alle krankmachenden Einflüsse, seien es Bakterien, Viren, Pilze oder Giftstoffe (Toxine), zu wehren. Es hilft auch, belastende Lebenssituationen und Umweltbelastungen anzugehen. Mit unserer heutigen Gewohnheit, denaturierte, fertige Nahrungsmittel zu kaufen und diese dann in der Mikrowelle zu „kochen", tragen wir keineswegs zu einer besseren Gesundheit bei, im Gegenteil: Denaturierte Nahrungsmittel schwächen unser Immunsystem und die Strahlen der Mikrowelle verändern, unter anderem, nachweisbar unser Blutbild, es kommt zu Veränderungen in der Blutzusammensetzung.

Es ist jedoch erforderlich, dass wir dem Immunsystem durch unser Verhalten die notwendige Voraussetzung geben, damit es in seiner Funktion unterstützt wird. Das alles heisst nicht, dass ein Mensch dann nie krank wird. Nur durch Krankheit und Krisen kann sich der Mensch entwickeln und reifen.

Das gesunde Immunsystem wird sich unter Einbezug des gesamten Organismus, d.h. des Menschen in seiner Leib-Seele-Geist-Einheit, für die Heilung und Reifung einsetzen. Durch Fieber z. B. werden kranke Zellen, z. B. Krebszellen, zersetzt und ausgeschieden. Eine aus eigenen Kräften überstandene Krise stärkt den Menschen. Er wird allgemein widerstandsfähiger.

Eine Lebens- und Heilweise, wie sie Sebastian Kneipp (1821-1897) empfohlen hat, ist heute noch aktuell. Er empfiehlt für die persönliche Gesunderhaltung:

- Möglichst naturbelassene Ernährung, (sie spielt zur Vorbeugung von Infekten, vorwiegend bei Viruserkrankungen, eine entscheidende Rolle).
- Heilkräuter für den inneren und äusseren Gebrauch
- Bewegung und Atmung an frischer Luft
- Wasseranwendungen zur Kreislaufanregung
- Lebensordnung, Selbst- und Sinnfindung

Neben Sebastian Kneipp seien noch besonders die beiden österreichischen Ärzte Dr. med. Erich Rauch und Dr. med. Alexander Rosendorff erwähnt, die durch ihre einfache, für jeden nachvollziehbare, Heilweise mit Wasser grosse Erfolge zu verzeichnen haben (siehe *Literaturangaben* in Anhang).

Bei vererbten Grundschwächen, d.h. familiären Veranlagungen zu bestimmten gesundheitlichen Störungen und chronischen Erkrankungen unterstützt eine homöopathische Konstitutionsbehandlung die natürliche Lebens- und Heilweise.

3.8 Massnahmen bei beginnendem Unwohlsein, Erkältungen und Infekten

Oft kommt uns zivilisierten Menschen das Naheliegende, Selbstverständliche nicht in den Sinn: Nämlich auf die Signale des Organismus einzugehen. Durch folgende, einfache Verhaltensregeln wird der Organismus befähigt, die Selbstheilung einzuleiten.

Dem Appetit angepasste, vitalstoffreiche Ernährung
Möglichst Frischkost (Vollwertkost).
Wenn der Hunger fehlt, feste Nahrung weglassen.

Flüssigkeit
In Form von gewöhnlichem Wasser, Mineralwasser, Kräutertee (Holunder oder Lindenblüten, Hagebutten, usw.), oder zur Abwechslung verdünnte Obst- und Gemüsesäfte. Falls keine feste Nahrung eingenommen wird, Obst- und Gemüsesäfte unverdünnt gut einspeicheln und erst dann schlucken.

Frische und feuchte Luft
Fenster oft kurz öffnen, Zimmer nicht überheizen.

Für vermehrt Ruhe sorgen und längere Schlafenszeiten, wenn nötig Bettruhe, einhalten.

1-3 mal täglich ein warmes oder ansteigendes Fussbad.
Abends evtl. ein ansteigendes Vollbad nehmen.

Sanddornsaft oder Echinaceatinktur einnehmen.

Darmreinigung
Durch Klistier oder Darmeinlauf bei hartnäckigen und/oder schweren Erkältungen/Infekten vornehmen.

Wenn Anzeichen von Unwohlsein bemerkbar sind (Niesen, Frösteln, Kopfdruck, Behinderung der Atmung, Müdigkeit, Appetitlosigkeit, usw.), kann es sein, dass die bereits erwähnten Massnahmen soweit helfen, dass die Krankheit nicht ausbricht. Der Organismus wird durch die unterstützende Behandlung befähigt, genügend Abwehrkräfte zu entwickeln. Für Säuglinge und Kleinkinder ist Sanddorn besonders geeignet. Er kann in Tee oder Wasser verdünnt verabreicht werden. Ein gut durchbluteter Körper ist die Grundvoraussetzung zur Heilung. Erst dadurch können zusätzliche Anwendungen optimal wirken. Kneipp sagte: „Ein gut durchblutetes Gewebe erkrankt nicht. Durch Mehrdurchblutung kann wieder Heilung erreicht werden!" Eine einfache Massnahme, um den Blutkreislauf anzuregen, und eine ganzheitliche bessere Durchblutung zu erreichen, ist ein warmes oder ansteigendes Fussbad. Wenn der Körper sich kalt anfühlt, ist ein ansteigendes Fussbad angezeigt. Ist er bereits gut durchwärmt, genügt ein warmes Fussbad. Warme oder ansteigende Fussbäder fördern den Schlaf, was sich positiv auf die Heilung auswirkt.

Fussbad, warm oder ansteigend
Einen Eimer mit 36 - 37°C warmem Wasser füllen. Nicht nur die Füsse, sondern auch die Unterschenkel sollen im Wasser sein. Vorsicht bei Krampfadern! Während der Badezeit von 10-15 Min. mehrmals warmes Wasser nachgiessen, so dass die Wassertemperatur gleich bleibt (warmes Fussbad) oder bis

gegen 40°C ansteigt (ansteigendes Fussbad). Nach dem Bad Beine und Füsse abtrocknen und vorgewärmte wollene Socken anziehen. Am besten ist danach Bettruhe. Hinweis: Säuglinge können das Fussbad im Waschbecken (Lavabo) nehmen. Achtung vor dem tropfenden Wasserhahn!

Halswickel mit Quark bei Halsbeschwerden

Achtung: *Keine kalten Anwendungen auf einem kalten Körper!* Vorher für ganzheitliche Erwärmung sorgen. z. B. ansteigendes Fussbad. Magerquark aus dem Kühlschrank ca. 1 cm dick auf ein Papiertaschentuch streichen. Das Päckchen so falten, dass es den Hals bedeckt und vorne von Ohr zu Ohr reicht. Das Päckchen mit der unteren Seite mit einem Zwischentuch und einem wollenen Halstuch, das um den Hals geschlungen wird, festbinden. Die Auflage wegnehmen, wenn sie nicht mehr kühlt (5-20 Min.). Erst wenn sich die Haut wieder warm anfühlt, wird die Quarkauflage zwei bis viermal wiederholt.

Brustwickel mit Bronchialsalbe bei Husten

Ein wollenes Tuch oder einen ärmellosen wollenen Pullover gut vorwärmen. Brust und Rücken bis knapp Nabelhöhe mit Bronchialsalbe einmassieren (Salbe ohne Kampfer verwenden!), oder mit temperiertem Oliven- oder Johannisöl, bis eine Erwärmung stattfindet. Bei empfindlicher Haut ein vorgewärmtes Baumwollunterhemd anziehen. Den vorgewärmten ärmellosen Pullover anziehen oder das wollene Tuch um den ganzen Oberkörper wickeln. Wenn nötig, mit einer Beinbinde oder mit Sicherheitsnadeln fixieren. Den Brustwickel die ganze Nacht belassen und wenn nötig, am Morgen erneuern.

Dampfinhalation bei Störungen der Luftwege

Eine kleinere Papiereinkaufstasche am Boden ausschneiden, so dass der Patient Nase und Mund hineinstecken kann. Einen Krug in eine Plastikschüssel stellen. Heublumen oder Kamillenblumen im Krug anbrühen oder 1-2 cm Bronchialsalbe (ohne Kampfer) auf ein Metalldeckelchen geben und dieses auf dem Wasser schwimmen lassen. Den ausgeschnittenen Sack über den dampfenden Krug stülpen, Nase und Mund über die Öffnung halten und rund 10 Min. tief ein- und ausatmen. Nach der Anwendung eine halbe bis eine Stunde im warmen Zimmer bleiben, wenn möglich ruhen.

Kalte Waschungen oder Serienwaschungen bei Fieber

Achtung: *Keine kalten Anwendungen auf einen kalten Körper!* Vorher für ganzheitliche Erwärmung sorgen. Z. B. durch ein warmes oder ansteigendes Fussbad. Nur die Körperpartien freimachen, die im Moment gewaschen werden. Einen Waschlappen oder ein Frottierhandschuh in kaltes Wasser (unter 18° C) legen und auswringen. Den rechten Arm vom Handrücken (Kleinfingerseite) über den Arm bis zur Schulter und wieder zurück zur Hand (Daumenseite) waschen. Mit der anderen, kühlen Seite des Waschlappens die innere Armseite, inkl. Achselhöhle waschen. Den Arm *unabgetrocknet* unter die Decke legen, d. h. den Ärmel anziehen und gut zudecken. Beim linken Arm gleich vorgehen, Waschlappen vorher frisch eintauchen und auswringen. Den Waschlappen frisch eintauchen und Brust waschen, evtl. Unterhemd anziehen, gut zudecken. Wenn der Patient sich im Bett aufsitzen oder drehen kann, den Rücken waschen. Die Beine gleich behandeln, mit dem rechten Bein beginnen, Fusssohle nicht vergessen! Nach erfolgter Waschung ein Unterhemd oder Pyjama anziehen, Bettücher gut an den Körper anschmiegen und warm zudecken. Bei Frösteln eine Wärmflasche geben. Diese Waschungen alle 15 bis 30 Minuten wiederholen, bis sich der Patient besser fühlt und schlafen möchte.

Hinweis: bei geschwächten Menschen und Säuglingen sollen nur Teilwaschungen vorgenommen werden, also rechter Arm, später linker Arm, rechtes Bein, später linkes Bein, je nach Befinden des Patienten Brust, Bauch oder Rücken.

Fiebersenkende Wadenwickel

Achtung: *Keine kalten Anwendungen auf einen kalten Körper!* Vorher für ganzheitliche Erwärmung sorgen, z. B. durch ein warmes oder ansteigendes Fussbad.

Das Material für beide Beine bereitlegen: 2 Innentücher aus Leinen oder Baumwolle (Geschirrtücher, Stoffwindeln, etc.) oder ein Paar Baumwollkniesocken, 2 Zwischentücher aus Baumwolle (Handtücher, Stoffwindeln, etc.), 2 Aussentücher (Woll- oder Frottiertücher) oder ein Paar wollene Kniesocken. Es werden je ein Aussen- und ein Zwischentuch unter die rechte Wade des Patienten gelegt. Die Tücher reichen vom Fussknöchel bis zum Knie. Das Innentuch wird in kaltes Wasser (12-18°C) eingetaucht und ausgewrungen, bei Säuglingen darf der erste Wickel wärmer sein, um eine Schockwirkung zu vermeiden. Das feuchte Tuch wird satt um die Wade gewickelt. Das Zwischentuch und das Aussentuch ebenfalls satt anlegen.

Den Wickel am linken Bein genau gleich anlegen, danach den Patient gut zudecken. Wenn Baumwollsocken verwendet werden, braucht es kein Zwischentuch.

Sobald der Wickel nicht mehr kühlt (nach ca. 5-15 Min.), entfernen. Wenn sich Füsse und Beine wieder warm anfühlen, wird das Ganze wiederholt (ca. 2-4 mal) bis sich der Patient besser fühlt und schlafen möchte. Bei jedem Wechsel des Wickels muss das feuchte Innentuch gut ausgewaschen oder durch ein sauberes Tuch ersetzt werden, da es zu Stoffwechselausscheidungen durch die Haut kommt.

Das grosse Experiment,
das seit Jahrtausenden die Menschheit
mit sich selbst anstellt – Medizin genannt –
ist noch nicht zu Ende.

Christoph Wilhelm Hufeland (1762-1836)

Nachwort zur ersten Ausgabe

Von Dr. med. Gerhard Buchwald

Vor vielen Jahren fand in einer westdeutschen Grossstadt ein Kongress statt. Ich hatte einen Vortrag über Impfungen und Impfschäden zu halten und bewies die Nutzlosigkeit dieser Impfung: Alle ca. 100 an Pocken erkrankten Bürger waren nicht nur nach unseren Impfgesetzen Geimpfte, sondern waren nach Bekanntwerden der Pockeneinschleppung als „Kontaktpersonen" nochmals geimpft worden - und erkrankten trotzdem. Das wurde mit Verwunderung zur Kenntnis genommen. (Auch heute noch wird in Deutschland behauptet, es seien damals nur „Nichtimmunisierte" erkrankt.) Somit wies ich nach, dass die Pockenimpfung einesteils keinen Schutz hinterlässt und zeigte an Hand von Bildern impfgeschädigter Kinder, wie gefährlich diese Impfung war. Deshalb forderte ich deren Abschaffung. Daraufhin sagte der Chefarzt einer Kinderklinik, ich sei nicht nur der einzige Arzt, sondern der einzige Mensch auf dieser Welt, der am Wert der Pockenimpfung zweifle und deren Abschaffung fordere. Die Schäden seien Zufälle und seien nicht bewiesen.

Nach einem Urteil des Bundesgerichtshofes in Karlsruhe war die Fürsorgepflicht des Staates bei Impfschäden seit 1953 zum Gesetz geworden. Viele Hunderte von Impfschadensanträgen wurden bearbeitet und einem grossen Teil der Antragsteller wurde - trotz heftigster Gegenwehr der Versorgungsämter- zur Anerkennung ihres Leidens als „entschädigungspflichtiger Impfschaden“ durch den „Schutzverband für Impfgeschädigte e.V.“ verholfen.

Nun gibt es auch in der Schweiz seit April 1997 einen ähnlichen Verein: AEGIS Schweiz. Dieser Verein hat es sich zur Aufgabe gemacht, Aufklärung über die vielen Dinge zu verbreiten, die vertuscht oder verschwiegen werden, wie z.B. Nebenwirkungen, Versagen von Impfungen, Erkrankungen trotz Impfung oder das Auftreten von Schädigungen. Einem so Geschädigten wird der Verein mit Rat und Tat zur Seite stehen. Aus dieser Tätigkeit hat sich eine Zusammenarbeit mit Vereinen aus anderen Ländern ergeben, z.B. mit Deutschland, Österreich, Italien, Luxemburg, Neuseeland, etc.

Inzwischen aber wurden in mehr als 20 Ländern unserer Erde ähnliche Vereine gegründet. Der Älteste ist in Frankreich, der Grösste in den USA und der Aktivste in Neuseeland. In grossen Staaten gibt es gleich mehrere Kontaktverbände, so dass es bis heute mehr als 40 Organisationen gibt, in denen sich Impfgeschädigte zusammen geschlossen haben und die bei Impfschadensfällen um Rat gefragt werden können. Sie haben meist drei Ziele:

1. Die Wahrheit über Wert und Unwert der hochgelobten Impfungen zu sagen.
2. Impfgeschädigten Behandlungsmöglichkeiten aufzuzeigen,

3. Den schwerstens geschädigten Menschen bei der Durchsetzung ihrer Ansprüche gegen den Staat zu helfen.

Seit einigen Jahren macht sich bei uns eine schreckliche Entwicklung bemerkbar: Ein zunehmender Intelligenzverlust mit gleichlaufender Zunahme der Gewaltkriminalität bei unserer Jugend. Gleichzeitig gibt es eine bedenkliche Zunahme aller Allergien und aller verhaltensgestörter Kinder, wobei die Zunahme sowohl hyperaktiver Kinder als auch der MCD-Kinder (Minimale cerebrale Dysfunktion = geringfügige Gehirnstörung) unverkennbar ist. Die Industrie klagt über „Halbidioten" unter den Lehrlingen und die Ausbilder der Bundeswehr sagen, die Rekruten würden von Jahr zu Jahr dümmer.

In der Zeitschrift „Der Kinderarzt" (23. Jg., Nr. 10, S. 1655, 1992) berichten die Autoren voller Erschrecken über ihre eigenen Untersuchungsergebnisse, die sie durch Anwendung bestimmter Testverfahren bei Kindern des 1. Schuljahres gefunden hatten. Bei 34 % der Erstklässler deckten sie Sprachentwicklungsverzögerungen auf. D.h., 34 % der Kinder des 1. Schuljahres konnten nicht richtig sprechen!

In der Zeitschrift „Weltbild" (18/97, S. 8) lautet die Überschrift eines grossen Artikels: „Werden deutsche Schüler immer dümmer?" und in „Hörzu" (28/98, S. 16) heisst die Überschrift: „Verblöden die Deutschen?" Mittlerweile haben wir 4 Millionen Analphabeten!

In der Schweiz gibt es ähnliche Probleme. Es werden alle möglichen Theorien herangeführt, um die Zunahme der Dummheit und die noch erschreckendere Zunahme der Gewaltkriminalität zu erklären. Die wirkliche Ursache wird sorgfältig verschwiegen: Die fortgesetzte und immer wiederholte Zuführung von Fremdeiweiss. Es ist in jedem auf viraler und bakterieller Basis hergestelltem Impfstoff vorhanden. Unser Gesundheitsminister hat kürzlich Frischzellenbehandlungen verboten. Begründung: Das zugeführte Fremdeiweiss führe zu schweren, unkontrollierbaren und nicht vorhersehbaren Schädigungen.

Im selben Atemzug werden Impfungen „öffentlich empfohlen" und die Krankenkassen werden unter Druck gesetzt und müssen die Impfungen bezahlen. Sie kosten viele Millionen DM.

Die Wirkung von direkt in den Körper eingebrachtem Fremdeiweiss auf das menschliche Gehirn hat der amerikanische Autor Harris L. Coulter in seinem Buch „Impfungen, der Grossangriff auf Gehirn und Seele" eindrucksvoll geschildert.

Zur Erklärung zunehmender Dummheit und zunehmender Gewaltkriminalität brauchen wir nicht die ausgefallendsten Theorien heranzuziehen, denn die Lösung liegt auf der Hand: Intelligenzverlust führt zur Kriminalität. Um es deutlich zu sagen: Ursachen dieser Entwicklung sind die Impfungen.

Von französischen Ärzten stammt für die zunächst nicht erkennbaren Impfschäden der Ausdruck „Knickeier", während sie die erkennbaren Impfschäden als „zerbrochene Eier" bezeichnen. Mit Zunahme der Impfungen werden sowohl die „zerbrochenen Eier", ganz besonders aber wird die Anzahl der „Knickeier" zunehmen.

Eines Tages wird es sich (hoffentlich) nicht mehr verheimlichen lassen, dass in den unzähligen Impfungen die Ursachen dieser Entwicklung gesehen werden muss, bis eines Tages die Wahrheit siegt: Impfstoffe bestehen aus Fremdeiweiss und teils nerverschädigenden und allergisierenden Zusatzstoffen. Sie verursachen minimale Hirnveränderungen, in denen die Ursache dieser verhängnisvollen Entwicklung zu sehen ist.

Deshalb ist es gut, dass es in der Schweiz jetzt „AEGIS Schweiz" gibt.

Ich wünsche erfolgreiche Arbeit.
Dr. med. Gerhard Buchwald

Literatur

Albonico, H.-U., Dr. med., Gewaltige Medizin, Haupt Verlag 1997
Bielau, K., Dr. med, Hausarzt Natur, Styria Verlag, 1997
Bruker, M. O., Dr. med., Allergien müssen nicht sein, emu Verlag,
Bruker, M. O., Dr. med., Biologischer Ratgeber für Mutter und Kind, emu Verlag,
Bruker, M. O., Dr. med., Unsere Nahrung, unser Schicksal, emu Verlag,
Bruker, M. O., Dr. med., Lebensbedingte Krankheiten, emu Verlag,
Bruker, M. O., Dr. med., Ziegelbecker, R., Vorsicht Fluor, emu Verlag,
Bruker, M.O., Dr. med., Zucker, Zucker, emu Verlag,
Buchwald, G., Dr. med., Impfen, das Geschäft mit der Angst, Knaur Verlag 1997
Buchwald, G., Dr. med., Der Rückgang der Schwindsucht trotz „Schutz"-Impfung, Hirthammer Verlag 2002
Chaitow, L., Vaccination and Immunisation, Saffron Walden Verlag, 5. Auflage, 1995
Cournoyer, C., Impfschutz für Kinder, Fit fürs Leben Verlag, 1999
Coulter, H. Dr. und Fisher B., Dreifachimpfung, ein Schuss ins Dunkle, Barthel & Barthel Verlag 1996
Coulter, H. Dr., Impfungen, der Grossangriff auf Gehirn und Seele, Hirthammer Verlag, 1993
Delarue, S., Impfschutz, Irrtum oder Lüge?, Hirthammer Verlag 1993
Delarue, F. und S., Impfungen der unglaubliche Irrtum, Hirthammer Verlag 1996
Egli J. und Emmenegger J., Felix und Lea, Bilderbuch, Eigenverlag
Egli J. und Emmenegger J., Förderung der Eigenheilkräfte, AEGIS Verlag 5. Auflage, 2002
Enders, N., Dr. med., Bedrohte Kindheit, Haupt Verlag 1996
Goebel W., Glöckler M., Kinder-Sprechstunde, Verlag Urachhaus, 13. Auflage 1998
Graf, F., Dr. med., Die Impfentscheidungen, Eigenverlag
Graf, F., Dr. med., Kritik der Arzneiroutine bei Schwangeren und

Kindern, Eigenverlag
Graf, F., Dr. med., Nicht impfen, was dann?, Eigenverlag
Graf F., Dr. med., Homöopathie und die Gesunderhaltung von Kindern und Jugendlichen, Sprangsrade Verlag 2003
Grätz, J.-F., Dr., Klassische Homöopathie für die junge Familie, Hirthammer Verlag 1999, zwei Bände
Grätz, J.-F., Dr., Sind Impfungen sinnvoll? Ein Ratgeber aus der homöopathischen Praxis, Hirthammer Verlag, 7. Auflage, 2001
Grätz, J.-F., Dr., Die homöopathischen Potenzen, Hirthammer Verlag 2003
Grollmann H./Maurer U., Homöopathische Selbstbehandlung in Akutfällen, Groma Verlag, 5. Aufl. 2003
Grollmann H., Maurer U., Klassische Homöopathie verstehen, Groma Verlag, 5. Aufl. 2002
Kneipp S., Meine Wasserkur - So sollt ihr leben, Ehrenwirth Verlag, 6. Auflage 2001
Kneissl G., Dr. med., Impfratgeber aus ganzheitlicher Sicht, Hirthammer Verlag 2000
McTaggart, Lynne, Was Ärzte Ihnen nicht erzählen, Sensei Verlag, 4. Auflage 2000
Mendelsohn, R., Dr. med., Wie Ihr Kind gesund aufwachsen kann - auch ohne Doktor, 2. Aufl, 1995, Verlag Mahajiva
Mendelsohn, R., Dr. med., Männermacht Medizin, Verlag Mahajiva, 1989
Mendelsohn, R., Dr. med., Trau keinem Doktor: Bekenntnisse eines medizinischen Ketzers, Verlag Mahajiva, 3. Aufl., 1993
Petek-Dimmer A., Kritische Analyse der Impfproblematik, zwei Bände, AEGIS Verlag 2004
Plotkin, Orenstein, Dres., Vaccines, W. B. Saunders Company, 3. Auflage, 1999
Quast, U., Thilo, W., Fescharek, R., Dres., Impfreaktionen, Hippokrates Verlag, 1993
Rauch, E., Dr. med., Blut- und Säftereinigung, Haug Verlag 1998, 21. Auflage
Rauch, E., Natur- Heilbehandlung der Erkältungs- und Infektionskrankheiten, Haug Verlag 1996, 16. Auflage
Roy, C. und R., Kinder mit Homöopathie behandeln, Knaur Verlag, 1997

Renzenbrink, U., Ernährung unserer Kinder, Verlag Freies Geistesleben, 1999

Rosendorff, A., Dr. med., Neue Erkenntnisse in der Naturheilbehandlung, aus fünfzigjähriger Praxis, Turm Verlag, 1994

Ruesch, H., Die Pharma-Story - Der grosse Schwindel, 6. Auflage 1998, Hirthammer Verlag

Sandler, B., Dr. med., Vollwerternährung schützt ihr Kind vor Viruserkrankungen, emu Verlag, 5. Auflage, 1987

Schär-Manzoli, M., Dr., Das Tabu der Impfungen, 8. Auflage 2000, Eigenverlag

Scheibner, V., Dr. Impfungen, Immunschwäche und plötzlicher Kindstod, Hirthammer Verlag 2000

Scheiwiller E., Dr. med., Homöopathie bei akuten Erkrankungen und Notfällen, Urban & Fischer Verlag, 2. Auflage 2001

Similia, Die Zeitschrift für klassische Homöopathie, Ausgabe 17, 1996, Spezialnummer: Impfschäden, Homöosana AG,

Spiess, H., Dr. med., Impfkompendium, Thieme Verlag, 5. Auflage 1999

Splittstoesser, W., Dr. med., Goldrausch, Oder die Frage: Sind Impfungen notwendig, geeignet und zumutbar?, Eigenverlag, 2. Auflage 1999

Studer H.-P., Dr. oec., Impfen, Ratgeber Konsumentenschutz, 2. Auflage 2001

Fremdwörter und Fachausdrücke

Allergie
Die Bezeichnung stammt aus dem Griechischen und bedeutet 'anders reagieren'. Die Allergien beruhen auf einer Störung des Eiweissstoffwechsels, verursacht durch tierisches Eiweiss und Vitalstoffmangel. Typische sogenannte allergische Erkrankungen sind: Heuschnupfen, chronisches Ekzem (Neurodermitis), Asthma.

Antibiotikum (Antibiotika = Mehrzahl**)**
anti = gegen, bios = Leben: Medikament, welches Bakterien abtötet. Das Medikament kann nicht unterscheiden zwischen Gesundheits- und Krankheitskeimen. Somit wird das Gleichgewicht zwischen Gesundheits- und Krankheitskeimen zerstört und das Abwehrsystem geschwächt. Antibiotika sind gegen alle Viren völlig unwirksam.

Auszugsmehle
Auszugsmehle sind Mehle ohne den für uns so wertvollen Keim und die Randschichten. Nicht nur weisses Mehl ist ein Auszugsmehl. Oftmals wird Mehl Malz zugesetzt, damit es eine dunkle Farbe erhält und so „gesünder" aussieht. Die einzige Garantie für ein einwandfreies Mehl hat man lediglich dann, wenn man es zu Hause nach Bedarf frisch mahlt.

Autoimmunkrankheit
Störung des Abwehrsystems (Immunsystem). Bei gewissen Erkrankungen können sich im Körper Zellen bilden, welche Substanzen produzieren, gegen die der eigene Organismus sensibel reagiert, d. h. der Organismus bildet gegen körpereigene Stoffe Antikörper (= Autoantikörper). Diese Antikörper richten sich dann gegen den eigenen Körper und führen zu (degenerativen) Erkrankungen z.B. (Blut-) Krebs, kindliche Zuckerkrankheit (juveniler Diabetes), Multiple Sklerose, Gelenkentzündungen, chronische Nervenentzündungen (Guillain-Barré-Syndrom), Alzheimer, Zusammenbruch des Immunsystems (Aids), chronische Darmentzündung (Morbus Crohn).

Enzephalopathie
Krankhaftes Geschehen im Hirn mit Wasseransammlung (Ödem). Besonders Kinder unter 3 Jahren reagieren auf diese Weise. Die Erkrankungszeichen sind kaum oder nur schwer erkennbar, z.B. Benommenheit, kurze Abwesenheit, leichte Zuckung. Die Feststellung ist umso schwieriger und die Folgeschäden desto schwerer, je jünger

das Kind ist. Kinder über 3 Jahre können mit einer Hirnentzündung (Enzephalitis) oder einer Hirnhautentzündung (Meningitis) reagieren. Die Krankheitszeichen sind dann nicht übersehbar. Die Folgeschäden einer Enzephalopathie können dieselben wie bei einer Hirnentzündung oder einer Hirnhautentzündung sein (siehe unten).

Enzephalitis

Hirn-/Gehirnentzündung: Der entzündliche Prozess im Hirn ist eine ernsthafte Erkrankung. Nach Ausheilung der Krankheit können Folgeschäden bleiben. Leichte bis schwere Sinnesorganstörungen (Seh- und Hörstörungen), Sprachstörungen, allgemeine Entwicklungsstörungen (Entwicklungsverzögerung, Entwicklungsstillstand, bis zu geistiger Behinderung/Schwachsinn) Lähmungen, Wesensveränderungen, Schwererziehbarkeit wie POS, usw.

HKS

Eine Untergruppe des POS, (siehe POS-Syndrom).

Homöopathie (Klassische)

Heilverfahren nach Samuel Hahnemann (1755 - 1843), welches nach dem Prinzip 'Ähnliches heilt Ähnliches' wirkt. Pflanzliche, mineralische, menschliche, tierische oder auch synthetische (chemische) Grundsubstanzen, die bei Gesunden krankhafte Erscheinungen hervorrufen können, heilen in homöopathischer Zubereitung (Herstellung homöopathischer Heilmittel durch intensives Verdünnen und Verschütteln) dieselben oder ähnliche Krankheitsbilder aus. So heilt z. B. homöopathisch zubereitetes, d.h. auf spezielle Weise hochverdünntes und somit ungiftig gemachtes Bienengift, die Folgen eines Bienenstichs und alle einem Bienenstich sehr ähnlichen Beschwerden wie z.B. allergische Hautreaktionen, Schwellungen, stechende Schmerzen, Hitze.

Infekt / Infektion

Laut schulmedizinischer Hypothese, das Eindringen von Krankheitserregern in den Körper und Vermehrung derselben.

Infektionskrankheiten

Krankheiten, die durch eine Infektion entstehen.

Inkubationszeit

Zeit von der Ansteckung bis zum Ausbruch der Krankheit.

IE

Internationale Masseinheit für Stoffe in der Schulmedizin.

Immun / Immunität
Gewappnet / geschützt sein gegen bestimmte Krankheitserreger. Die Immunität kann angeboren sein oder erworben werden (siehe Immunsystem).
Immunsystem
Abwehrsystem. Es ist ein Organsystem und besteht unter anderem aus dem Lymphsystem (Lymphknoten/Lymphdrüsen, Lymphgefässe, den Mandeln und dem Blinddarm, [eigentlich Wurmfortsatz] als sog. Polizeiposten, Milz und Thymusdrüse). Das Lymphsystem arbeitet mit den andern Organsystemen (Blut-Kreislaufsystem, Atmungssystem, Verdauungssystem, Harn- und Geschlechtssystem, Stützsystem/Knochen und Sinnesorgansystem) zusammen. Es wird, wie alle diese Systeme, durch das vegetative System (innere Drüsen, Nerven) gesteuert, das unabhängig von unserem Willen arbeitet. Das Immunsystem hat die Aufgabe, das Gleichgewicht zwischen Gesundheitserregern und Krankheitserregern (Prof. Dr. med. Helmuth Mommsen 1896-1979) zu halten. Bei einem 'Grossangriff' von krankmachenden Einflüssen ist der Gesamtorganismus an der Abwehrfunktion beteiligt. Der eigentliche Abwehrprozess gegen Krankheitserreger ereignet sich im Blut. Gegen die krankmachenden Stoffe werden Gegenkörper, sog. Antikörper gebildet. Der ganze Organismus ist aufgefordert mitzuhelfen, z.B. durch Erzeugen von Fieber (Heilreaktion durch vermehrte Durchblutung). Durch die gebildeten Antikörper kann ein Mensch zum Teil lebenslang gegen die durchgemachten Infektionskrankheiten, z.B. Kinderkrankheiten, widerstandsfähig, d.h. immun sein. Der Antikörpernachweis allein garantiert jedoch noch keine Widerstandsfähigkeit, d.h. keine Immunität.

Die Reaktionsfähigkeit des Immunsystems ist von der Erbanlage, vom Verhalten (Lebensweise) und den gegebenen Umständen des einzelnen Menschen abhängig. Durch äussere Einflüsse kann ein reaktionsfähiges Immunsystem erhalten, angeregt, jedoch auch blockiert werden. Ein gesundes, intaktes Immunsystem kann auf krankmachende Einflüsse reagieren. Es schützt vor Erkrankungen oder kann die Heilung wieder einleiten und die Gesundheit wiederherstellen. Ist das Immunsystem nicht reaktionsfähig, ist Heilung im eigentlichen Sinn nicht mehr möglich. Das Wissen über das Immunsystem und seine Funktion ist noch nicht umfänglich erforscht. Es birgt noch viele Geheimnisse. Der Vorgang ist nicht nur ein körperliches, sondern auch ein seelisch-geistiges Geschehen. PARACELSUS (1493 - 1541) spricht vom 'inneren Arzt'.

Kortikoide = Mehrzahl**)**

Hormone der Nebennierenrinde (Stresshormon). Sie haben Einfluss auf die Stoffwechselfunktionen und den Wasserhaushalt im Körper und wirken entzündungshemmend.

Meningitis

Hirnhautentzündung: Der entzündliche Prozess an der Hirnhaut hat meist gute Heilungsaussichten. Es können jedoch auch Folgeschäden bleiben, wie bei der Hirnentzündung (siehe Enzephalitis). Eine Hirnhautentzündung ist keine eigenständige Krankheit, sondern tritt immer als Komplikation einer anderen Erkrankung auf.

POS - Syndrom

Psycho-**O**rganisches-**S**yndrom: Störung, welche sich in Überaktivität, Verhaltensauffälligkeit, teils Konzentrationsschwäche, Lese-Rechtschreibeschwäche (Legasthenie) usw. zeigt. Dasselbe Verhalten wird auch HKS-Syndrom (hyperkinetisches Syndrom) genannt. Andere Bezeichnungen sind auch ADS, etc.

Prionen

Aussergewöhnlich resistente Eiweisspartikel, die vermutlich durch Einspritzen (Injektion) übertragen werden und das zentrale Nervensystem angreifen. Die Forschung steht am Anfang. Nach heutigem schulmedizinischem Wissen ist die Creutzfeldt-Jakob-Krankheit (und bei Rindern der Rinderwahn) eine durch Prionen verursachte Krankheit.

Symptom

Krankheitsanzeichen/Krankheitszeichen. Symptome sind die Massnahmen, welche der Organismus gegen eine Erkrankung entwickelt z.B. Fieber, Entzündung. Sie sind für eine Heilung unentbehrlich und sollten deshalb nur in Ausnahmefällen künstlich verhindert werden.

Syndrom

Zusammentreffen mehrerer Krankheitszeichen.

Thrombozytopenie

Verminderung der Plättchenzahl im peripheren Blut.

Tröpfcheninfektion

Ansteckung durch Einatmen von Krankheitserregern, welche von Erkrankten durch Niesen oder Husten ausgestossen werden.

Die häufigsten Fragen zum Thema Impfen

Unsere telefonische, kritische Impfberatung ist mittlerweile so etwas wie eine Institution geworden. Die Anrufe kommen nicht nur aus der Schweiz oder dem deutschsprachigen Raum, sondern vermehrt aus vielen anderen Ländern. Hier haben wir die häufigsten Fragen, sowie die Antworten, zusammengestellt. Möglicherweise ist auch Ihre Frage, welche Sie schon lange beantwortet haben wollten, hier enthalten.

Mein Kind hat bereits einige Impfungen erhalten. Kann ich einfach mit dem Impfen aufhören?

Mit dem Impfen kann man jederzeit aufhören. Die Schulmedizin sagt dazu: Es gibt keine unzulässig grossen Abstände zwischen den Impfungen. Jede Impfung zählt. Auch eine für viele Jahre unterbrochene Grundimmunisierung muss nicht neu begonnen werden. Voraussetzung ist natürlich, dass Sie den Impfausweis aufbewahrt haben.

Wir leben auf dem Land, wo es auch viele Pferde gibt. Unser Arzt drängt uns zur Tetanusimpfung. Was sollen wir tun?

Der Tetanuserreger, ein Bazillus, benötigt anaerobe Bedingungen, damit er sich entwickeln kann, d.h. die Wunde muss unter Luftabschluss sein. Das sind nur nicht blutende, tiefe, verklebte Wunden. Die richtige Wundversorgung ist hier besonders wichtig, von ihr hängt es ab, ob man an Tetanus erkrankt oder nicht. Jede Wunde muss bluten, damit der Erreger ausgeschwemmt wird. Anschliessend unter fliessendem Wasser oder mit Calendula-Essenz desinfizieren. Zur Sicherheit ist eine homöopathische Behandlung mit Arnika bei einer groben Verletzung, Hypericum bei einer Nervenverletzung und mit Ledum bei einer Stichverletzung empfehlenswert. Bitte fragen Sie Ihren Homöopathen. Die Erkrankung hinterlässt keinen Schutz vor einer erneuten Erkrankung, somit kann auch die Impfung keinerlei Schutz geben. Die Tetanusimpfung ist eine Toxoidimpfung, d.h. es wird das „entgiftete Gift" der Tetanusbakterien verimpft. Da der menschliche Körper aber nicht immun gegen Gifte werden kann, ist eine Schutzwirkung durch die Tetanusimpfung illusorisch. *(Siehe auch Impuls Nr. 3 und Nr. 17).*

Soll ich mein Kind gegen Gehirnhautentzündung (Hib) impfen lassen?

Hib ist *keine* Gehirnhautentzündung, sondern eine grippeartige Erkrankung, die bei bereits vorgeschwächten Kindern in den beiden ersten Lebensjahren eine Gehirnhautentzündung als Komplikation verursachen kann und im 3. und 4. Lebensjahr eine Kehlkopfdeckelentzündung. Die absolute Mehrzahl aller Kinder durchläuft die Hib-Erkrankung ohne Probleme. Dass die schweren Hib-Erkrankungen durch die Impfung zurückgegangen sind, stimmt nicht, da es vor Einführung der Impfung (1990) keine Meldepflicht für die Erkrankung an Hib gab. Es gibt Studien, die eindeutig belegen, dass bei Kindern, die 6 Monate voll gestillt werden, Hib-Erkrankungen unwahrscheinlich sind. Nach einer Hib-Erkrankung besteht die Möglichkeit einer Zweiterkrankung, d.h. die Impfung kann auch hier keinen Schutz geben. In Deutschland erkranken sogar vermehrt die gegen Hib geimpften Kinder *(Siehe auch Impuls Nr. 8).*

Unser Arzt sagt, wegen der vielen Ausländer bei uns wird die Diphtherie bald wieder ausbrechen, wenn wir mit dem Impfen aufhören. Stimmt das?

Diphtherie ist eine Krankheit, die bestimmte sozioökonomische Bedingungen benötigt, um auszubrechen, d.h. Krieg, Not und Elend. Diese Bedingungen gibt es bei uns nicht. Damit die Diphtherie nicht mehr auftreten kann, braucht es nach Aussagen der Wissenschaftler eine Durchimpfungsrate von 80 %. In der Schweiz, Österreich und in Deutschland sind aber lediglich 20-30 % der Erwachsenenpopulation gegen Diphtherie geimpft, und trotzdem tritt die Krankheit hier nicht auf. In Russland und der Ukraine sind mehr als 90% der Bevölkerung durchgeimpft und es brechen immer wieder Diphtherieepidemien auf. Diphtherie ist ebenso wie Tetanus eine Krankheit, die bei uns keine Immunität aufbaut, d.h. wir können öfters an Diphtherie erkranken. Wie will dann die Impfung hier einen Schutz geben? *(Siehe auch Impuls Nr. 5).*

Wir möchten einen Impfstoff ohne Thiomersal (Quecksilber) für unser Kind, da er nicht so gefährlich ist.

Impfstoffe ohne Thiomersal sind nicht gesünder für die Kinder. Sie enthalten immer noch genügend andere krankheitserregende Stoffe wie Aluminiumhydroxid, Phenol, Formaldehyd, Antibiotika, artfremde Eiweisse, Azeton, etc. Heute versuchen die Impfstoffhersteller auf Druck der Ärzte und Eltern, Thiomersal in den Impfstoffen durch andere Produkte zu ersetzen. Hierzu kommt allerdings nur 2Phenoxyethanol in Frage. Es ist gegen einige Bakterien aber nicht so wirksam und wird in der mediz. Literatur auch bereits als nerven- und nierenschädigend beschrieben. Oft wird auch in den Beipackzetteln Thiomersal nicht mehr unter seinem geläufigen Namen aufgeführt, sondern es gibt in der Zwischenzeit mehr als 30 andere Bezeichnungen für Quecksilberverbindungen.

Unsere Tochter kommt in die Pubertät. Soll sie sich gegen Röteln impfen lassen?

Röteln sind eine harmlose Kinderkrankheit. Erkrankt jedoch eine schwangere Frau in den ersten drei oder vier Monaten der Schwangerschaft an den Röteln, so kann ihr Kind missgebildet und/oder geistig behindert zur Welt kommen (Rötelnembryopathie). Die Rötelnimpfung schützt nicht vor einer Erkrankung an Röteln. Es gibt immer wieder vorschriftsmässig geimpfte Schwangere, die ein Kind mit einer Rötelnembryopathie gebären, dies belegen wissenschaftliche und medizinische Daten. In der Schweiz gab es von 1995-2002 vier gemeldete Fälle von einer Rötelnembryopathie, wovon zwei Frauen vorschriftsmässig geimpft waren. Der einzige Schutz ist der, dass allen Mädchen in der Kindheit eine Ansteckungsmöglichkeit mit Röteln geboten wird *(siehe Impuls Nr. 12).*

Wir fahren im Urlaub in ein afrikanisches Land, welche Impfungen sollen wir vornehmen lassen?

Die meisten Erkrankungen in den afrik. Ländern sind Durchfallerkrankungen und/oder kommen von einer mangelnden Hygiene (z. B. Typhus, Cholera, Hepatitis A, etc.). Hier gilt das alte englische Sprichwort: *Peel it, cook it or leave it.* Gelbfieber und Malaria werden von Stechmücken übertragen. Hier sollten auch geeignete Massnahmen getroffen werden, wie z. B. helle geschlossene Kleidung, Moskitonetze, etc. Alle Reiseimpfungen sind gut entbehrlich. Empfehlenswert ist eine homöopathische Reiseapotheke, die Ihr Homöopath gerne auf Ihre Bedürfnisse und die des Reiseziels passend zusammenstellt. Die einzige Pflichtimpfung ist die Gelbfieberimpfung. Sie gilt jedoch nur für bestimmte Länder und dort oft nur für bestimmte Landesteile oder Jahreszeiten. Ihr Reisebüro und AEGIS können Ihnen hierzu Auskunft geben.

Kann die Kinderlähmung (Polio) bei uns heute noch ausbrechen?

In der Schweiz ist der letzte Fall von Wildpoliovirus verursacht, 1982 aufgetreten, in Österreich Mitte der 60-iger Jahre und in Deutschland 1978. Seitdem hat es in diesen Ländern trotzdem etliche Fälle von Kinderlähmung gegeben, die aber alle durch das Impfpoliovirus verursacht waren, d.h. die Schluckimpfung hat Kinderlähmung ausgelöst. Das ist auch mit ein Grund, warum seit kurzem die Schluckimpfung durch die Spritzimpfung ersetzt wurde. Die Polio-Spritzimpfung ist in den deutschsprachigen Ländern Ende der 50-iger Jahre eingeführt worden, kurz danach wurde sie dann von der Schluckimpfung abgelöst. Wenige Jahre nach Einführung der Polioimpfung hat es in all diesen Ländern eine Polioepidemie gegeben. Erkrankt sind fast ausschliesslich Geimpfte. Dies sieht man besonders gut an den offiziellen Statistiken der einzelnen Länder (*siehe auch: „Impfen, das Geschäft mit der Angst" von Dr. G. Buchwald*). Heute gibt es nach Auskunft der WHO nur noch Wildviren in Indien und einem Teil von Afrika. Bis zum Jahr 2005 sollte nach ihren Angaben die ganze Welt poliofrei sein. Es gab 2001 weltweit ca. 300 Poliofälle. Polio als Epidemie wird bei uns nicht mehr auftreten, mit oder ohne Impfung. *(siehe Impuls Nr. 7).*

Mein Sohn hat noch keinen Mumps gehabt, nun mache ich mir Sorgen wegen einer Sterilität, wenn er Mumps als Erwachsener bekommt.

Nur rund die Hälfte der Angesteckten erkrankt sichtbar an Mumps, d.h. Ihr Sohn hat vielleicht ohne Ihr Wissen doch Mumps gehabt. Man geht davon aus, dass zwischen 65 und 75% aller Buben immun gegen Mumps sind, weil sie ihn unbemerkt durchgemacht haben. Das schweizerische Bundesamt für Gesundheit (BAG) sagt, dass eine Zeugungsunfähigkeit nach Mumps wissenschaftlich nicht nachgewiesen sei. *(Siehe Impuls Nr. 11)*

Wir wohnen in einem Zeckenendemiegebiet und unser Arzt drängt auf

die FSME-Impfung.
Zecken benötigen zur Eiablage und zur Weiterentwicklung eine Blutmahlzeit. Nur sehr wenige Zecken sind Virenträger. Sie können aber auch die Lyme-Borreliose übertragen, diese kommt viel häufiger vor. Zecken übertragen diese Krankheitserreger überwiegend erst gegen Ende ihres Saugaktes, da sich die Erreger in der Darmwand befinden. Somit sollte eine Zecke so schnell wie möglich entfernt werden. Bei rechtzeitiger und vor allem aber vorschriftsmässiger Entfernung der Zecke und anschliessender Desinfektion kommt es so gut wie nie zu Problemen. Eine Zecke darf nie bei der Entfernung gedrückt werden. Kontaktieren Sie Ihren Homöopathen im Zweifelsfall. Nach dem Aufenthalt im Freien sollte man sich, vor allem aber die Kinder, nach Zecken absuchen (den Kopf nicht vergessen!). Die Impfung kann zu schwerwiegenden Nebenwirkungen führen *(siehe Impuls Nr. 2 und Nr. 10)*.

Sollen wir vor der Impfung eine Titerbestimmung machen lassen?
Bei einer Titerbestimmung werden die Antikörper im Blut gemessen. In der Immunologie ist heute aber bereits bekannt, dass Antikörper weniger als 5 % dessen ausmachen, was wir unsere Immunität nennen. Zudem sind die Titerbestimmungen nicht standardisiert, d.h. je nach Hersteller fällt das Ergebnis anders aus. Das ist auch unseren Ärzten bekannt, deshalb raten sie meist von einer Titerbestimmung ab.

Nützliche Formulare

Auf den folgenden Seiten finden Sie die beiden Formulare:

Beobachtungen und Reaktionen nach Impfungen
Ärztliche Impferklärung

„Beobachtungen und Reaktionen nach Impfungen" ist dazu gedacht, dass Sie nach einer allfälligen Impfung das Kind aufmerksam beobachten, und dann diese Beobachtungen in das Formular eintragen. Sollte es zu einer Impfreaktion kommen, die zu einem Arztbesuch Anlass gibt, so zeigen Sie dieses Formular dem Arzt. Verwenden Sie für jede Impfung ein eigenes Formular.

Wir bitten Sie, uns oder der jeweiligen Organisation Ihres Landes für statistische Zwecke eine Kopie zuzusenden, diese wird vertraulich behandelt.

Die *„Ärztliche Impferklärung"* geben Sie beim impfenden Arzt ab, er soll sie unterzeichnen und Ihnen das Original aushändigen. Dieses Vorgehen ist dann empfehlenswert, wenn der Arzt Sie zum Impfen drängt.

Beobachtungen und Reaktionen nach Impfungen

Name des Kindes ....

Geburtsdatum ....Tel. ....

Adresse ....

War das Kind bisher gesund? Ja Nein

Falls nein, welche Beschwerden hatte es?: ....

....

Welche Impfung hat Ihr Kind heute erhalten? (bitte unterstreichen)

Diphtherie
Starrkrampf (Tetanus)
Keuchhusten (Pertussis)
Kinderlähmung (Poliomyelitis)
Hib (Haemophilus influenzae b)
Tuberkulose (BCG)
Masern
Mumps
Röteln
Windpocken
Hepatitis A
Hepatitis B
Grippe
Zeckenstich (FSME)
Pneumokokken

Beobachtungen während 35 Tagen nach der Impfung

A Impfstelle gerötet (1), verhärtet (2), schmerzhaft (3)
B Erhöhte Körpertemperatur
C Vermehrtes Weinen (1), unruhig (2), unzufrieden (3)
D Plötzliches Aufschreien (1), schrilles Schreien (2)
E Vermehrtes Schlafbedürfnis (1), schlecht weckbar (2)
F Einschlafschwierigkeiten (1), nächtliches Aufwachen (2)
G Appetitlosigkeit
H Stillschwierigkeiten (1), brustscheu (2)
I Interesselosigkeit
J Speichelfluss, fehlende Schluckreaktion
K Erbrechen
L Hautreizungen
M Wesensveränderungen
N Kalter Schweiss Füsse (1), Hände (2)
O Stuhlveränderungen (1), Durchfall (2)
P Lymphknotenschwellungen
Q Lähmungserscheinungen (1), Zuckungen (2), Krämpfe (3)
R Atmungsunregelmässigkeiten
S Erkältungen/Infekte
T Bettnässen

Bitte tragen Sie die Beobachtungen mit den entsprechenden Buchstaben und Zahlen in den folgenden Tabellen auf der nächsten Seite ein. Lassen Sie das Kind nur vormittags impfen, damit die ersten Reaktionen sofort festgestellt werden können. Verwenden Sie für jede Impfung ein neues Formular.

Impfdatum und Uhrzeit: ....

	08.00 bis 20.00	20.00 bis 08.00
Impftag		
1. Tag		
2. Tag		
3. Tag		
4. Tag		
5. Tag		
6. Tag		
7. Tag		
8. Tag		
9. Tag		
10. Tag		
11. Tag		
12. Tag		
13. Tag		
14. Tag		
15. Tag		
16. Tag		
17. Tag		

	08.00 bis 20.00	20.00 bis 08.00
18. Tag		
19. Tag		
20. Tag		
21. Tag		
22. Tag		
23. Tag		
24. Tag		
25. Tag		
26. Tag		
27. Tag		
28. Tag		
29. Tag		
30. Tag		
31. Tag		
32. Tag		
33. Tag		
34. Tag		
35. Tag		

Bemerkungen:

AEGIS Schweiz, Udelbodenstr. 43, CH-6014 Littau,
Tel. (+41) 041 250 2475, Fax (+41) 041 250 2363 info@aegis.ch www.aegis.ch

Impfbescheinigung

Ärztliche Impferklärung

Ich, der unterzeichnende Arzt, erkläre verbindlich,
dass der Impfstoff ....
Name des Herstellers ....
als Vorbeugung gegen folgende Erkrankung(en) ....
....
gegeben und aus folgenden Inhaltsstoffen besteht ....
....
und dass dieser Impfstoff frei von Verschmutzungen irgendwelcher Art ist.

Diesen Impfstoff verabreichte ich heute an:
Vorname, Name: ....
PLZ, Wohnort: ....
Geburtsdatum: ....

Zum Zeitpunkt der Impfung war der zu Impfende gesund, wovon ich mich durch eine ausführliche Untersuchung überzeugt habe. Ich versichere, dass er vor der Impfung keinerlei Krämpfe oder sonstige neurologischen Störungen oder Allergien hatte.

Ich versichere, dass der verabreichte Impfstoff völlig ungefährlich für das Leben und die Gesundheit des Geimpften ist und keine direkten oder indirekten Schäden oder Folgekrankheiten verursachen wird, wie beispielsweise Lähmungen, Gehirnschäden, Blindheit, Tuberkulose, Krebs an der Impfstelle oder anderen Orten, Nierenschäden, Leberentzündungen, Diabetes, usw., mit oder ohne Todesfolge. Ich versichere weiter, dass der verabreichte Impfstoff ...... Jahre lang die Krankheit verhütet, gegen die er gegeben wird. Sollte die Krankheit, gegen die geimpft wurde, dennoch in dieser Zeit auftreten, so werde ich dafür freiwillig und ohne vorherigen gerichtlichen Prozess vollumfänglich für den entstandenen Schaden aufkommen.

Wenn irgend ein physischer oder psychischer Schaden durch die heutige Impfung entsteht, verpflichte ich mich, dem Opfer oder dessen Familie oder Angehörigen ebenfalls ohne jegliche Verzögerung oder Anrufung eines Gerichts, vollumfänglich für den Schaden aufzukommen.

Vor der Impfung wurden der zu Impfende oder dessen Verantwortliche wie Eltern, Vormund, usw. genauestens über die Zusammensetzung des Impfstoffes, alle möglichen Nebenwirkungen und unter Aushändigung des zum Impfstoff gehörenden Beipackzettels informiert.

.... den, ...

....
Name und rechtsverbindliche Unterschrift des Arztes (Stempel)

AEGIS Schweiz, Udelbodenstrasse 43, CH 6014 Littau Tel. (+41) 041 250 2475 Fax (+41) 041 250 2363
E-mail: info@aegis.ch **www.aegis.ch** **Kopieren und Weitergeben erwünscht**

Wichtige Adressen

Es gibt in fast allen Ländern impfkritische Organisationen. Die meisten sind miteinander vernetzt und tauschen Informationen aus. Es ist noch viel Abklärungs- und Aufklärungsarbeit zu leisten. Gesundheit und Wohlergehen sind das Ziel dieser Organisationen. Dieses Nachschlagewerk soll einen kleinen Beitrag dazu leisten.
In der Schweiz und in Österreich finden jährlich Impfforen für Laien statt. Da vor allem auch bei Ärzten ein Informationsdefizit bezüglich Impfen herrscht, wurde von AEGIS ***PathoVacc*** ins Leben gerufen. ***PathoVacc*** ist ein internationales Symposium für Ärzte über die Pathogenität der Impfungen und findet ebenfalls jährlich statt. Daten zu diesen Veranstaltungen und zu den vielen Vorträgen im ganzen deutschsprachigen Raum entnehmen Sie bitte der Homepage.

Schweiz
AEGIS Schweiz
Udelbodenstrasse 43, CH 6014 Littau, www.aegis.ch. info@aegis.ch
Tel. (+41) 041 250 2475, Fax (+41) 041 250 2363

Österreich
AEGIS Österreich, A 8563 Ligist 89, www.aegis.at
Tel. (+43) 03143 297 313, Fax (+43) 03143 29734, info@aegis.at

Luxembourg
AEGIS Luxembourg, BP 20, L 3206 Roeser, www.aegis.lu
info-aegis@internet.lu, Tel. 0352 518 409

Deutschland
Schutzverband für Impfgeschädigte e.V. Postfach 125,
D 57540 Kirchen, Fax (02391) 609366
www.impfschutzverband.de, SFI-EV@t-online.de

Libertas & Sanitas, Postfach 1205, D 85066 Eichstätt,
Tel. (08421) 903707, Fax (08421) 90761
www.libertas-sanitas.de, info@libertas-sanitas.de

Adressen von weiteren impfkritischen Gruppen weltweit finden Sie auf unserer Website *www.aegis.ch,* unter Links.

Julia Emmenegger, Judith Egli

Förderung der Eigenheilkräfte

Gesundheits– und Krankenpflege mit natürlichen Anwendungen für gross und klein

Dieses Buch gehört in jeden Haushalt. Hier finden Sie altes Wissen unserer Grossmütter, das in Vergessenheit zu geraten droht

Viele Menschen stehen bei alltäglichen gesundheitlichen Störungen ratlos da. Sie wissen sich und ihren Kindern nicht zu helfen. Dieses Buch erörtert die Grundlagen zur Gesunderhaltung. Es zeigt auf, wie mit einfachen Massnahmen wie Bäder, Wickel, Kräuteranwendungen, angepasster Ernährung, der nötigen Ruhe und einer positiven Lebenseinstellung die Eigenheilkräfte angeregt werden können, um die Selbstheilung einzuleiten. Dazu braucht es keine besonderen Einrichtungen oder kostspieligen Anschaffungen. Das Vorgehen und die korrekte Handhabung der Heilmethoden ist für alle lernbar.

Die Autorinnen geben regelmässig Kurse, an denen dieses Wissen anschaulich demonstriert und weitergegeben wird. Auskunft bei AEGIS Schweiz oder auf **www.aegis.ch**

ISBN 3-905353-09-1

Fr. 32.00, € 21.50

AEGIS Schweiz
Udelbodenstrasse 43, CH-6014 Littau, Schweiz

AEGIS IMPULS

Ein Forum für Impfproblematik und neue Wege in Gesundheit, Medizin und Gesellschaft

AEGIS IMPULS

ist die älteste deutschsprachige impfkritische Zeitschrift, mit Themen über Gesundheit, Medizin, Ernährung und Gesellschaft. Namhafte Autoren wie Ärzte, Wissenschaftler, Biologen, bekannte Homöopathen, Fachleute im Bereich der Erfahrungsmedizin, Buchautoren, usw., sichern ein hohes und sehr informatives Niveau der Beiträge.

Um die Unabhängigkeit dieser Publikation zu wahren, wurde von Anfang an auf Inserate verzichtet. Die Schwerpunktthemen der einzelnen Ausgaben ergeben mit der Zeit ein profundes Kompendium über das Impfen und die Impfproblematik. Alle bisherigen Ausgaben, ausser Nr. 1, sind noch erhältlich.

**Erscheint viermal jährlich,
jeweils im Januar, April, Juli und Oktober.**

AEGIS Mitgliedschaft und Jahresabo
inkl. Porto und Versand **Fr. 37.00**,
Deutschland, Österreich Luxemburg und Italien **€ 26.00**,
übriges Ausland **Fr. 45.00**,
Einzelheft **Fr. 10.00**, **€ 7.00** zuzüglich Porto und Versand.

AEGIS Schweiz
Udelbodenstrasse 43, CH-6014 Littau, Schweiz
Tel. (+41) 041 250 2475 Fax (+41) 041 250 2363
E-Mail: info@aegis.ch www.aegis.ch

AEGIS

Buchkatalog

Bücher zum Thema
Impfen, Gesundheit, Naturmedizin und Ernährung

In unserem Katalog finden Sie, unter anderem, fast alle impfkritischen Bücher welche zur Zeit im deutschsprachigem Raum erhältlich sind. Wir von AEGIS sind eigentlich keine Buchhändler. Unsere wichtigste Aufgabe, welche wir uns als Verein gesetzt haben, ist die Verhütung von Impfschäden durch die gezielte Aufklärung und Beratung über die Gefahren des Impfens. Leider sind viele der in diesem Katalog enthaltenen Bücher im Buchhandel nicht vorrätig oder überhaupt nicht erhältlich.

Viele Eltern haben sich bei uns beklagt, dass die meisten der von uns empfohlenen Bücher nirgends zu kaufen sind. Weil die Bücher ein wichtiges und zum Teil unabhängiges Informationsmedium, sowie für unsere Impfaufklärung unentbehrlich sind, haben wir uns entschlossen, diese selber anzubieten. Der Aufwand dafür ist zwar grösser als der Verdienst, aber weil wir von AEGIS alle ehrenamtlich tätig sind, resultiert daraus doch ein willkommener „Zustupf" in die Vereinskasse.

Alle Bücher erhalten Sie bei uns zum gleichen Preis wie in der Buchhandlung. Mit jedem bei uns gekauften Buch unterstützen Sie die Tätigkeit von AEGIS und tragen dazu bei, dass die Impfproblematik in weiteren Kreisen bekannt wird.

AEGIS Schweiz
Udelbodenstrasse 43, CH-6014 Littau, Schweiz
Tel. (+41) 041 250 2475 Fax (+41) 041 250 2363
E-Mail: info@aegis.ch www.aegis.ch

Impfen, Segen oder doch ein Problem?

Die wichtigste Aufgabe, welche wir uns als Verein gesetzt haben, ist die gezielte Aufklärung über Impfungen, sowohl bei Menschen als auch bei Tieren, ihre Gefährlichkeit und Wirkungslosigkeit. Deshalb bieten wir Vorträge an. Die Vorträge richten sich in erster Linie an Eltern mit jungen Kindern, Ärzte und Menschen aus dem Gesundheits- und Erziehungswesen. Je nach Zielgruppe ist der Inhalt des Vortrages entsprechend angepasst. Rufen Sie uns bitte an, wenn Sie einen Vortrag in Ihrer Nähe wünschen. Für Ärzte, Krankenschwestern, Hebammen, Mütterberatungsschwestern sowie für Therapeuten von verschiedenen Heilrichtungen halten wir sowohl Vorträge als auch Fortbildungen zum Thema Impfen.

Auf der Homepage der jeweiligen AEGIS-Organisationen sind die aktuellen Daten der öffentlichen Vorträge laufend ausgeschrieben, sowie in der neuesten Ausgabe der Zeitschrift IMPULS. Gerne geben wir auch telefonisch Auskunft. Es ist uns ein Anliegen, möglichst viele Menschen zu erreichen.

In den einzelnen deutschsprachigen Ländern findet einmal jährlich ein von uns organisiertes, ganztägiges Impfforum mit internationalen Referenten statt.

Für Ärzte haben wir ein *„Internationales Symposium über die Pathogenität der Impfungen“* ins Leben gerufen. ***PathoVacc*** wird jeweils jährlich von AEGIS in einem anderen deutschsprachigen Land organisiert.

AEGIS Schweiz
Udelbodenstrasse 43, CH-6014 Littau, Schweiz
Tel. (+41) 041 250 2475 Fax (+41) 041 250 2363
E-Mail: info@aegis.ch www.aegis.ch

AEGIS Mitgliedschaft

Sie sind ganz herzlich eingeladen, Mitglied von AEGIS zu werden. Damit werden Sie durch unsere Zeitschrift, AEGIS IMPULS regelmässig zu den Themen Impfen, Gesundheit und Ernährung informiert. AEGIS Organisationen gibt es in vielen Ländern. Ihre Anmeldung wird an AEGIS in Ihrer Nähe weitergeleitet. Es werden laufend neue AEGIS Vereine gegründet. Der Mitgliedschaftsbeitrag beträgt zur Zeit Fr. 37.00, Euro 26.00, (Stand 2004).

Kostenlose Impfberatung

Unsere telefonische Impfberatung ist kostenlos. Während der Bürozeiten sind wir fast immer für Sie da. Der vielen Vorträge wegen ist das Telefon manchmal nicht bedient.

Besuchen Sie unsere Website

www. aegis.ch

mit Links zu AEGIS Organisationen und anderen impfkritischen Gruppen weltweit. Dort werden Sie Antworten auf viele Ihrer Impffragen finden.

AEGIS Schweiz
Udelbodenstrasse 43, CH-6014 Littau, Schweiz
Tel. (+41) 041 250 2475 Fax (+41) 041 250 2363
E-Mail: info@aegis.ch www.aegis.ch